I want to improve my skills

ナースのためのスキルアップノート

看護の現場ですぐに役立つ
注射・採血のキホン

患者さんを安心させる注射の知識が身に付く！

佐藤智寛 著

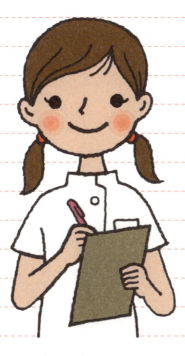

秀和システム

はじめに

　医療スタッフにとって、注射・採血は基本中の基本の手技です。
　これらは、日常業務にあまりにも当たり前の存在として組み込まれているため、あえて意識をする機会が多くありません。
　しかし、これはちょっとした盲点になります。よく考えてみれば、患者さんにとって、注射・採血は、もっとも経験する頻度が高い医療行為です。そして、穿刺の際の痛みという「苦痛」を伴います。これに対して、CTスキャンやMRIのような高級な検査は、経験する頻度も低いですし、感じる苦痛もほとんどありません。
　こう考えると、針を穿刺する手技は、それに関して患者さんが怒り出してしまったり、トラブルの原因となってしまったりする可能性が最も高い医療行為の一つであるということがわかると思います。
　ですから、患者さんの気持ちを汲んで声をかけ、処置の理由や背景にある考え方を伝えるなどして、患者さんに「安心していただく」ことは、看護において大切なことです。
　そうして、結果的に患者さんが「喜んで」もらえれば、トラブルに遭遇する機会はグッと減りますし、なんといっても自分自身が仕事を楽しく感じることができるでしょう。看護師の仕事は、どんなに忙しくても、厳しい職場でも、患者さんからの感謝の言葉があれば、活力を見出すことができるものです。

　本書は、看護経験が比較的浅い看護師を主な読者対象として、注射と採血を的確に行うための基礎を習得することを目的としています。注射・採血に関連する正しい知識はもちろん、苦手意識をもった看護師が多い穿刺のコツなどについても述べていきます。
　穿刺手技は、耳学問でコツをおぼえて、経験的になんとなく上達していく方が多いと思います。しかし、「ここには特に注意するとよい」というポイントは確かにいくつか存在し、それらを体系的に知っておくことは、間違いなく上達速度の向上や苦手の克服に役立つはずです。
　本書を用いて、よりよい医療を患者さんに提供する参考としていただければ幸いです。

2017年10月　佐藤　智寛

看護の現場ですぐに役立つ
注射・採血のキホン

contents

はじめに ……………………………………… 2
本書の特長 …………………………………… 7
本書の使い方 ………………………………… 9
この本の登場人物 …………………………… 10

chapter 1 注射の基礎

注射と採血 ………………………………………………………… 12
   column　注射の歴史 ……………………………………… 13
   column　注射器の発明 …………………………………… 13
注射器のしくみ …………………………………………………… 14
注射筒（シリンジ） ……………………………………………… 16
注射針 ……………………………………………………………… 18
   column　フレンチ ………………………………………… 20
留置針 ……………………………………………………………… 21
   column　サーフロー ……………………………………… 22
輸液ポンプ/シリンジポンプ …………………………………… 23
皮下注射 …………………………………………………………… 25
筋肉内注射 ………………………………………………………… 27
静脈内注射 ………………………………………………………… 28
   column　輸液療法のはじまり …………………………… 29
点滴静脈内注射 …………………………………………………… 30
   column　点滴、輸液 ……………………………………… 31
その他の注射法 …………………………………………………… 32
採血 ………………………………………………………………… 34

chapter 2 注射薬の知識

- ワクチン ……………………………………………………………………… 36
  - column　ワクチンのはじまり ………………………………………… 37
- インスリン …………………………………………………………………… 38
- 輸液 …………………………………………………………………………… 40
- 抗菌薬 ………………………………………………………………………… 42
  - column　抗生物質 ……………………………………………………… 43
- 抗腫瘍薬 ……………………………………………………………………… 44
- 鎮静薬 ………………………………………………………………………… 45
  - NurseNote　鎮静剤使用時に注意すべき副作用一覧 ………………… 46
  - column　向精神薬 ……………………………………………………… 47
- 心肺蘇生時の薬剤 …………………………………………………………… 48
- 輸血製剤 ……………………………………………………………………… 51
  - NurseNote　輸血製剤の保存と運搬法 ………………………………… 52
- その他の注射薬 ……………………………………………………………… 54

chapter 3 皮下注射のテクニック

- 目的と特徴 …………………………………………………………………… 58
- 使用する器材 ………………………………………………………………… 59
- 薬剤の準備 …………………………………………………………………… 61
- 注射部位 ……………………………………………………………………… 67
- 刺入方法 ……………………………………………………………………… 69
  - column　消毒法 ………………………………………………………… 70
- 痛みの軽減 …………………………………………………………………… 71

注射後の観察 …………………………………………………………………………… 72
合併症 …………………………………………………………………………………… 74

chapter 4 筋肉内注射のテクニック

目的と特徴 ……………………………………………………………………………… 76
使用する器材 …………………………………………………………………………… 77
 NurseNote　アドレナリン自己注射の適応 ………………………………………… 78
薬剤の準備 ……………………………………………………………………………… 79
 column　筋肉注射の痛み …………………………………………………………… 79
注射部位 ………………………………………………………………………………… 80
 NurseNote　筋肉内注射部位の語呂合わせ ………………………………………… 82
刺入方法 ………………………………………………………………………………… 83
 column　アドレナリンの筋肉内注射 ……………………………………………… 84
痛みの軽減 ……………………………………………………………………………… 85
注射後の観察 …………………………………………………………………………… 86
 NurseNote　注射後の入浴禁止？ …………………………………………………… 87
合併症 …………………………………………………………………………………… 88

chapter 5 静脈内注射、点滴静脈内注射のテクニック

目的と特徴 ……………………………………………………………………………… 90
使用する器材 …………………………………………………………………………… 91
薬剤の準備 ……………………………………………………………………………… 93
注射部位 ………………………………………………………………………………… 97
刺入方法 ………………………………………………………………………………… 99

合併症 …………………………………………………………………………… 106
    NurseNote　1分間あたりの滴下数 ……………………………………… 107

chapter 6　採血のテクニック

血管の部位と選び方 ……………………………………………………………… 110
    column　小児の採血 …………………………………………………… 111
使用する器材 ……………………………………………………………………… 112
    column　「5つのR」と「3回確認」 …………………………………… 114
採血の手順 ………………………………………………………………………… 115
    NurseNote　採血用スピッツの最も代表的な4つ（血算、生化学、血糖、凝固）… 116
採血のポイント …………………………………………………………………… 117

chapter 7　事故の予防と対処

アレルギー、神経血管損傷 ……………………………………………………… 120
感染防御 …………………………………………………………………………… 122
    column　手指衛生のタイミング ……………………………………… 123
    NurseNote　感染が起こる要素 ………………………………………… 123
迷走神経反射 ……………………………………………………………………… 124
針刺し事故 ………………………………………………………………………… 125
医療事故の対策 …………………………………………………………………… 127

    あとがき ……………………………………………………………………… 129
    索引 …………………………………………………………………………… 130

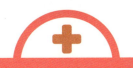

本書の特長

　注射・採血などの穿刺手技は、ナース（その他、検査技師や医師）としては、必ずマスターしなければならない分野です。その手技は、単純で簡単なようにみえて、背景にある正しい知識、また正しい手技の手順やコツまで含めると、実はとても奥が深いものです。

　本書では、注射・採血に関係する、おおよその理解やケアの内容を体系的にまとめました。本書1冊で、あやふやでない、正しい穿刺手技に対応できるようになります。

役立つポイント1　十分な背景知識が得られる。

　一口に注射・採血というと、「ただ針で刺すだけ」というイメージを持つかもしれません。しかし実際には、針の種類から注射器の種類まで、目的の異なる様々な器材が存在します。また、投与する薬剤にも多くの種類があります。これらに対する正しい知識がなければ、いくら穿刺手技自体が上手でも、患者さんによいケアを施すことはできません。ある患者さんの医療シチュエーションをみたら、いったいどんな注射・採血の仕方を選択すればいいのか、本書を読めばそれが十二分に分かるようになります。

役立つポイント2　体系的なテクニックの記載

　注射・採血の手技に苦手意識を持っている人も多くいると思います。特に初心者の頃は、失敗を重ねて患者さんを怒らせてしまったりして、沈み込んでしまうこともよくあるでしょう。

　多くの場合、穿刺のテクニックは、「耳学問」で済まされています。その場限りの助言を先輩から受けながら、なんとなくトライ＆エラーを繰り返して、慣れていくのがふつうです。しかし、手法に関する正しい理論は自分の中で持っていてしかるべきです。そのようなブレない支柱があると、エアポケットに入ってしまったときに立ち返ることができます。そして、やみくもに刺し続けるのではなく「押さえておくべき要所のコツ」を意識することで、なんといっても上達も早くなるというメリットもあります。結果的に、痛い思いをする患者さんの数も減らすことができます。

役立つポイント3　事故の予防と対処もカバー

　医療において、「絶対」や「100%」ということはありえません。どんなにベテランのナースであっても、穿刺に失敗することはあります。また、薬剤の投与や処置に関するヒューマンエラーをゼロにすることはできません。まず重要なことは、事故を減らすための「しくみ」を構築することです。それは、病棟での決まり事を整えることである場合もありますし、自分の中での確認のルーチンワークを決めることでもあります。

　また、万一事故が起きてしまった場合の対応も重要です。初動を誤れば、大きなトラブルにつながる可能性があります。

　これらはいずれも、患者さんはもちろんのこと、自分自身を守るためにも大切なことです。本書では、そうした内容についてもきちんと述べていきます。

役立つポイント4　根拠を明示し、わかりやすく説明

　単に「これはこうです」という事実を述べるだけでは、なかなか頭には残らないものです。「こういう理由があるから、こうする」という原理がわかると、理解も深まりますし、習得も早くなります。ですから、本書では細かいことでも、なるべくそのようになる理屈を解説するよう心がけています。

　また、看護師向けの書籍では、専門職を対象にしているということもあり、専門用語が多用される傾向にあります。しかし、看護師といえども専門用語を使われたら、わからないものはたくさんあります。一般の方に説明するようなやさしい言葉であればすぐに理解できるのに、わざわざ専門用語で書いてあるため理解ができず、その専門用語を調べるためにさらに専門書籍を引っ張り出して調べるという非常に面倒なことになりがちです。

　そこで、本書ではそうした煩わしさを排除できるよう、できるだけやさしい言葉を選択し、専門用語も理解しやすいように配慮してあります。一般書を読む感覚で、スイスイと読み進めることができるはずです。

　以上、看護師になりたての方だけでなく、ある程度経験のある方の知識の整理にまで幅広く参考にしていただければ幸いです。

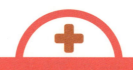

本書の使い方

　本書は第1章から第7章までで構成されています。

　注射・採血に関する前提知識、実際の穿刺のテクニック、事故の防止や対応策というように順を追って記載しています。順番に読んでいただくことで、穿刺手技(せんししゅぎ)における一連の流れがイメージできるようになります。

　第1章、第2章は、注射・採血で用いる医療器材、皮下注射・筋肉内注射・静注内注射といった注射手技、投与する薬剤について、一通り解説を行います。これで穿刺手技に臨む準備は万端です。

　第3章～第6章は、実際の注射と採血の手順と、上達のためのポイントを示します。なかでも、第6章の(点滴)静脈内注射、いわゆる「末梢静脈ルート確保」の手技は、初心者ナースには苦手とする方も多いですので、要注意です。

　最後に第7章で、穿刺手技にまつわる事故の予防と対処について解説します。事故をまず起こさないようにする工夫、そして事故が起きてしまった場合にどうするか、しっかりとマスターしておきましょう。

　基本から学びたい人は最初から、ある特定の項目についてだけ知りたい人は途中から、というように読む人に合わせてどこから読んでも知りたい情報が得られます。それぞれの項目でポイントを絞って解説してありますので、好きなところから読んでもらってかまいません。

　本書1冊で注射・採血で必要なことはすべて出てきます。大いに活用してください。

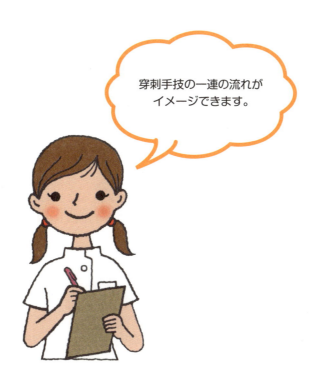

穿刺手技の一連の流れがイメージできます。

この本の登場人物

本書の内容をより理解していただくために
医師、ベテランナース、先輩ナースからのアドバイスや、ポイントを説明しています。
また、新人ナースや患者のみなさんも登場します。

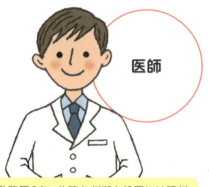

病院の勤務歴8年。的確な判断と処置には評判があります。

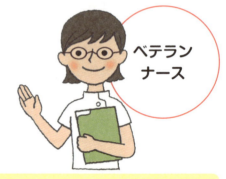

看護師歴10年。やさしさの中にも厳しい指導を信念としています。

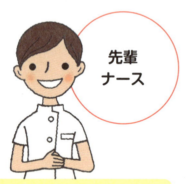

看護師歴5年。身近な先輩であり、新人ナースの指導役でもあります。

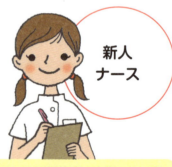

看護歴1年、いろいろな整形外科の症状について勉強しています。医師や先輩たちのアドバイスを受けて早く一人前のナースになることを目指しています。

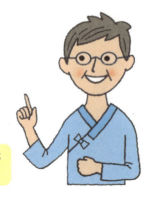
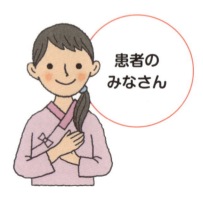

患者のみなさんからも、ナースへの気持ちなどを語っていただきます。

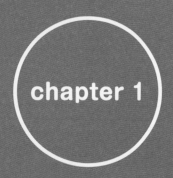

注射の基礎

針を穿刺する医療手技の代表が、採血と注射です。
使用する器具や基礎的な知識をおさえておきましょう。

注射と採血

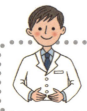

本書で主に取り扱う注射と採血は、ともに針を穿刺する手技としてまとめることができます。

注射

注射とは、針を用いて直接体内に注入を行う薬剤の投与法のことです。

注射による薬剤投与は、効果の発現が早く、安定しているのが特徴的です。注射以外に薬剤を投与する方法として代表的なのは**経口投与**です。経口投与は、痛みや体動の制限といった患者さんの負担が少なく、もっとも一般的な投薬方法です。

しかし、経口投与は、様々な生体の要因によって影響を受けます。

例えば、**初回通過効果**は、摂取された薬剤が、投与された部位から全身へ送られる際にある程度代謝されてしまう過程のことです。腸管から吸収された薬剤は、ほとんどの場合、門脈を経て肝臓において、ある程度代謝されてしまいます。この代謝の効率には、個人差があります。また、肝機能が落ちている場合などでは、逆に薬物濃度が高くなりすぎてしまうこともあります。

他にも、胃酸などの消化液よる分解による影響も受けますし、浮腫のある患者さんでは腸管壁もむくんでいるため吸収が落ちるともいわれています。

このように、経口投与では、同じ用量の薬剤を投与した場合でも、薬剤の血中濃度や狙っている部位での組織中濃度にはどうしてもバラツキが生じるのです。これは日頃の経過が安定した患者さんには十分有用ですが、緊急性が高い場合や、特定の薬剤などにおいては適しません。

注射で投与を行うと、薬剤が血管内に到達する時間が短縮（ないしは、ない）し、投与した量に忠実に応じた形で効果の度合を確認することができます。注射は、劇的な治療を様々に可能にしてくれる、まぎれもなく人類の偉大な発明の一つなのです。

採血

採血とは、臨床検査の手法の一つで、生体の血液を採取する目的で行います。

血液中に含まれる細胞の数、酵素や抗体の量などを数値化し、その増減により病気の診断や治療効果の判定が可能となります。

注射と採血に必要な資格

　採血は、医師の他、医師の指示の下に看護師および臨床検査技師が行うことができると法律に定められています。

　注射（静脈注射）については、薬剤が生体に及ぼす影響が大きいこと、高い技術が求められることなどから、長らく医師が行う業務とされていました。しかし、実際には看護師が実施していたケースも多かった実情も踏まえ、2002年に看護師の診療補助行為として扱うという行政解釈の変更がなされました。ただし、その実施範囲は、各医療施設内でのルールが決められていることも多いので、それに従う必要があります。

注射の歴史

　薬を、経口ではなく直接体内に送り込むと即効性があるということは、古代から知られていました。しかし、当時は注射器が存在しなかったため、皮膚にメスで切開を行い、チューブを差し込んで注入を行っていたのです。

　記録に残っている最初の注射は、1844年にアイルランドのフランシス・ラインド医師が中空の針を発明し、それを使って行った皮下注射になります。

注射器の発明

　注射器は、1853年にフランスのチャールズ・プラパーズ医師とスコットランドのアレキサンダー・ウッド医師により発明されました。これにより細い針によるわずかな穴から効率的に薬剤を投与できるようになりました。

　この画期的な器具はまたたく間に各国に広がり、南北戦争中のアメリカでは、負傷兵の苦痛緩和のためのモルヒネ投与などでおおいに活躍することになりました。

注射器のしくみ

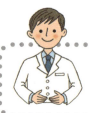

注射器は、薬剤を注入および吸引するために用いられる器具です。注射器によって生物に薬剤を注入する行為を**注射**と呼びます。

注射器の構造

一般的に、円筒形の筒（シリンジ）と、可動式の押子（プランジャー）を有する構造のものが用いられています。

医療用では、ほとんどの場合、注射筒の材質はプラスチックです。先端部分はガスケット（パッキンのようなもの）で気密を保つようになっています。また、潤滑油として、微量のシリコン油が用いられています。

医療用注射器は、滅菌状態で個別包装され、ディスポーザブル（使い捨て）仕様になっています。

プランジャーをひいて液体を引き入れ、再びプランジャーを押し込むことで、先端から液体を押し出すことができます。これによって、採血や投薬が可能です。

▼注射器のしくみ

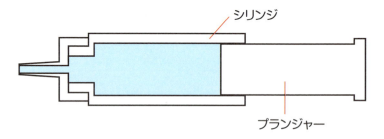

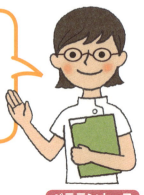

以前は、ガラス製の注射器を滅菌消毒して再使用していた時代もありました。現在の日本ではほとんどみられませんが、途上国では一般的なところもあります。ディスポーザブルの器具にも、コストの高さや資源の浪費といった問題点があるのです。

ベテランナース

特殊な注射器

　基本的に注射は医療従事者が行いますが、慢性的な病気、緊急処置が想定される場合に備えた自己注射型の注射器もあります。

　例えば、糖尿病患者向けのインスリンの注射器は、普段は注射針が内蔵されており、ボタン操作などで注射針が射出される構造にするなどの工夫がみられます。他にも、アナフィラキシーショック症状に対処するアドレナリンの注射器（エピペン®）などがあります。

▼自己注射器

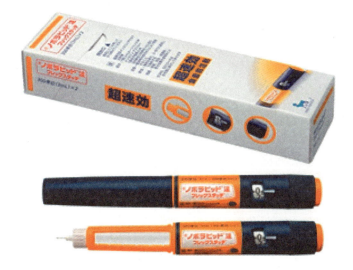

提供：ノボノルディスクファーマ株式会社

本書では詳しく扱いませんが、浣腸に用いる器材も、広い意味で注射器といえます。

先輩ナース

1 注射の基礎

注射筒（シリンジ）

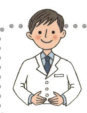

注射筒は、液体を収容する注射器の本体です。シリンジという言葉は、狭義ではこの注射筒を指しますが、広義では注射器全体のことも**シリンジ**と呼びます。

シリンジの種類

シリンジの筒先は、針を単純に差し込むタイプのものもありますが、医療現場ではおもにロックタイプのものが使用されます。**ロックタイプ**は、注射針をネジのように回して押し込んで装着するため、針の脱落事故が起こりません。

▼ロックタイプ（上）とスリップタイプ（下）

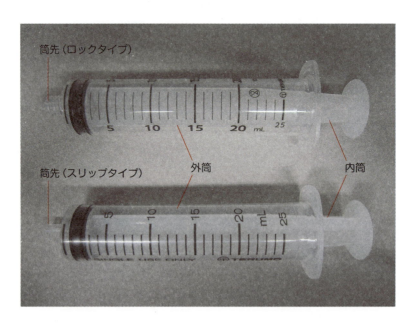

筒先は、円の中心に設置されている**中口型**と、円の辺縁側に設置されている**横口型**があります。中口型は10ml程度までの少容量の注射器で一般的にみられます。

一方、横口型は、10ml以上の大容量の注射器に主にみられる形状です。筒先の位置がずれていることにより、採血などの際に浅く角度をつけて使用することができ、空気抜きも容易に行える構造になっています。

▼中口型　　　　　　　　　▼横口型

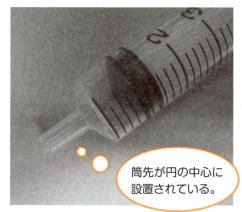
筒先が円の中心に設置されている。

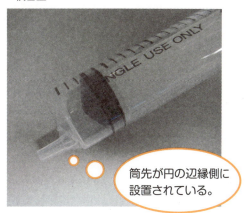
筒先が円の辺縁側に設置されている。

　また、胃管などのカテーテルに接続するための注射器の先端部は、通常の先端部に比べてずっと太い、**カテーテルチップ型**と呼ばれる形状になっています。これは、カテーテルシリンジと注射器用シリンジの取り違えによる薬剤投与過誤を防ぐための工夫です。

▼カテーテルチップ型シリンジ

筒先の形状（太さ）がまったく異なるので、取り違えの防止になる。

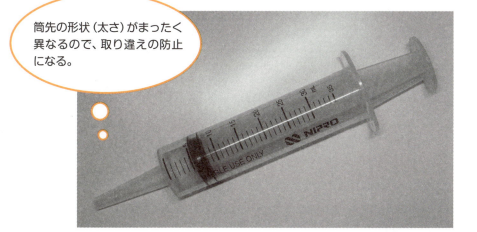

脱落事故が起きないのだから、筒先がロックタイプのシリンジだけでいいのではないかと思うかもしれません。でも、医療手技には、途中で針とシリンジを付け替える操作が必要なものもあります。こういう場合には、ロックタイプは逆に不向きです。

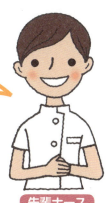
先輩ナース

注射針

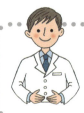
注射器と同様、注射針もディスポーザブルのものが使用されています。注射針には、いくつかの種類があるほか、太さや長さにもバリエーションがあります。

注射針の種類

注射針には、**直針**と**翼状針**があります。直針は、コストが安いという利点があります。特に、健診などの多数の採血を行う現場などでは頻用されています。

▼針の構造

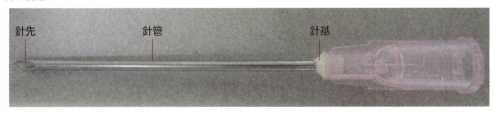

針先　　　針管　　　針基

翼状針は、チューブの先に針がついており、先端部分にはやわらかく変形させやすい翼のようなものが付いています。

▼翼状針

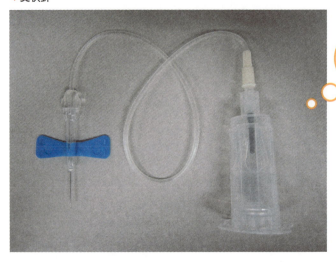

羽を持って穿刺しやすく、羽の部分をテープで固定することができる。

直針に比べて翼状針のメリットは数多くあります。

・シリンジがすぐ後ろにつく直針に比べ、針周りの懐が広く、角度の微調整などの取り回しがしやすい。
・チューブが介在するため、シリンジ操作の動きが針先に伝わりにくく、安定しやすい。
・翼部分を皮膚に押しつけたり、テープを貼ったりする形で、安定した固定ができる。
・短時間であれば、留置針のように点滴を行うこともできる。

いっぽうで、翼状針のデメリットには、以下のようなものが挙げられます。

・コストが高い。
・チューブ内に血液や薬液が残ってしまう量が多い（デッドスペースが大きい）。
・チューブの「うねり・ねじれ」により針が踊ってしまい、針刺し事故の原因となることがある。

注射針の太さ

針の太さには、日常生活ではあまり聞きなれない**ゲージ**（G）という単位が使われます。

これは、正式名称はBirmingham Wire Gauge（バーミンガムワイヤーゲージ）で、その名前からもわかるとおり、もともと鉄のワイヤーの太さを示すのに使われていたものです。

この単位は独特なもので、mmなどの数学的な単位との間には正確な互換式がありません。もし対応するmmを知りたければ、下記のような変換表をみる必要があります。

重要なことは「ゲージの数字が小さいほど、針は太い」ということです。

▼ゲージとmmの換算表

G	mm
16	1.651
17	1.473
18	1.245
19	1.067
20	0.8839
21	0.8128
22	0.7112
23	0.6350
24	0.5588

▼注射針の太さ・長さ

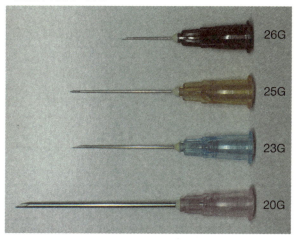

一般的に、21～23Gの針を、静脈内注射や筋肉注射に使用し、それより細い針は皮下注射や皮内注射に用いられます。もちろん針が細いほうが、痛みなどの苦痛は軽減されます。

また、一部例外もありますが、基本的には、針が細いほうが長さも短くなるという関係になっています。

針先の角度

知っている人が結構少ないのですが、注射針には針先の角度が2種類あります。それが、SBとRBです。パッケージをよくみてみれば、必ず表記されているはずです。

▼SB（鈍先）とRB（鋭先）

SB＝鈍先

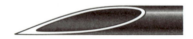
RB＝鋭先

SBは、**ショートベベル**の略で、針先の角度は18度になっています。**RB**は、**レギュラーベベル**の略で、針先の角度は12度です。つまり、RBの方がSBよりも、鋭いということになります。

鋭いRBは、皮下注射や、筋肉内注射に用いられます。穿刺がスムーズで、疼痛が比較的少ないからです。

逆にSBは、血管の穿刺に用いられます。針先がやや鈍なので、血管を突き破るリスクが少ないということです。

例えば、22Gで静脈穿刺が難しいと判断した患者さんに、より細い針を使用しようというときに、筋肉注射用の23G・RBの注射針を手に取ってしまうという「筋の悪い」ミスは起こり得ます。細かい違いではありますが、このような点まで気を配れれば、素晴らしいことです。

フレンチ

「ゲージ（G）」と同様に、医療現場で耳にする馴染みのない単位として、「フレンチ（Fr）」があります。

これは、注射針よりももっと太いカテーテル（導尿・経管栄養・気管内吸引など）の径を表す単位です。こちらは、フランス人のJoseph-Frédéric-Benoît Charriéreが考案した単位なので、**フレンチ**と呼ばれており、1 Fr ≒ 1/3 mmに相当します。

留置針

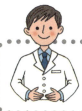
留置針とは、主として点滴を目的として血管内に留置する注射針のことです。輸液や長時間かかる薬剤投与の際に使用されます。

留置針の構造

留置針は、外側のプラスチック製カテーテル（外筒）と、内側の穿刺用金属針（内筒，内針）の二重構造からなっています。血管を穿刺した後に金属針を抜去して、比較的柔らかいカテーテル部分だけを血管内に留置する形式になっています。

▼静脈内留置針

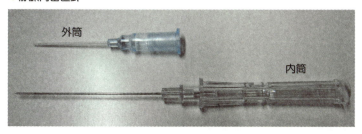

内筒の先端と外筒の先端の間には、ある程度ギャップがあります。これは穿刺手技のときに重要になるので、どれくらい離れているか一度見てイメージを持っておくとよいでしょう。太い針になると、結構なギャップがあることがわかると思います。

▼内筒と外筒のギャップ

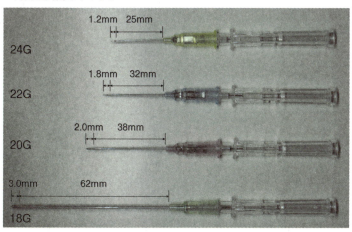

留置針の太さと長さ

太さの単位は、注射針と同じくゲージ（G）が用いられます。太い針は、同時に針の長さも長くなります。

急速輸液や輸血が必要な場合には、20G以上の太さの針を用います。一般病棟での点滴など、さほど緊急性がない場合には22Gが標準的に使用されます。24Gは、非常に血管が細い患者さんの場合などに用いられます。

▼留置針の太さ・長さ

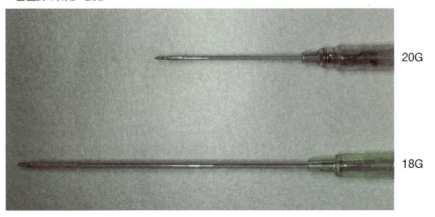

20G

18G

サーフロー

医療現場では、留置針はしばしば**サーフロー**と呼ばれます。むしろ、「留置針」という正式名称は滅多に聞かれません。

このサーフローとは、実は商品名なのです。テルモ株式会社が販売する静脈留置針にサーフロー®という名前がついていて、日本国内ではこの針のシェアが圧倒的なので、もっぱらサーフローが留置針を表す業界用語として通用しています。

他のメーカーから販売されている静脈留置針には、スーパーキャスや、インサイトといったものがあります。

輸液ポンプ / シリンジポンプ

1 注射の基礎

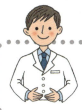

輸液ポンプおよびシリンジポンプは、点滴静脈注射行う際に、利便性と安全性を高めるために使用される医療機器です。

輸液ポンプ

輸液ポンプは、弾力性のある輸液チューブを機械に挟み込んでローラーで押すことによって、あらかじめ設定されたペースで注液することが可能となります。目測での輸液スピード調整よりも正確です。

点滴を開始する前に、あらかじめ輸注速度および輸注予定量を設定して使用します。

操作法は機種によっても異なるので、配属先で学びましょう。

▼輸液ポンプ

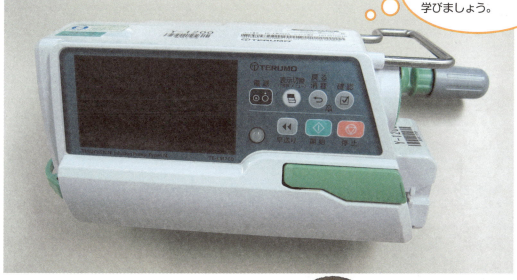

輸液ポンプの閉塞アラームが鳴ったとき、輸液ルートの屈曲や閉塞があるかどうかの確認のために「フラッシュ」をしてはいけません。もし点滴刺入部に問題があった場合には、薬剤の漏れや血管痛などをおこす可能性があります。必ず「自然滴下」で確認をしましょう。

ベテランナース

シリンジポンプ

シリンジポンプは注射器をセットして、一定の速度でプランジャーを押し込んでいく形で注液を行う装置です。輸液ポンプよりも少量の薬剤を用い、より正確な輸注が必要とされる場合に使用します。

▼シリンジポンプ

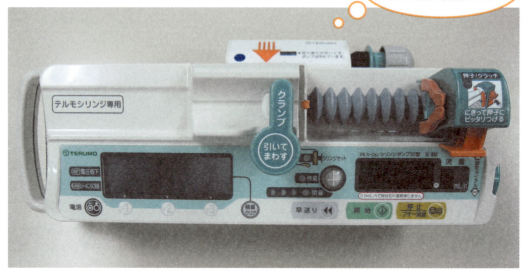

より正確な輸注を必要とする際に使用する。

ポンプ使用の適応

輸液ポンプやシリンジポンプを使用するのは、主に以下のような場合です。

● **輸液流量の厳密な管理が必要なとき**

化学療法、インスリン入りの輸液、中心静脈栄養など長時間をかけて均等に薬剤を投与したい場合や、指示された速度で正確な投与が必要な場合に使用します。

また、微量の点滴を輸液ルートの側管から行うときは、速度に影響が出やすいので、やはり厳密な一定速度を保つために使用します。

● **輸液のバランス管理が重要なとき**

高齢者、乳幼児、集中治療中の患者、心疾患患者などは容易に全身状態の悪化を来しやすく、水や電解質の出納バランスに応じて管理する必要があります。

● **手動滴下管理が困難な場合**

末梢静脈ルートを関節付近に挿入している場合などは患者さんの体動によって、滴下加速度が極端に変化してしまったりします。このような場合にも、ポンプの使用が有効です。

皮下注射

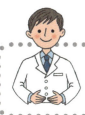
皮下注射は、皮下組織に薬液を投与する方法です。subcutaneousという英語から、s.c.と略されます。

皮下組織

皮膚は、表面から順に、表皮そして真皮と続きます。真皮の下かつ筋肉の間の範囲にあるのが**皮下組織**です。皮下組織の厚さには個人差がありますが、おおむね0.5〜1cmとされています。

▼皮膚の構造

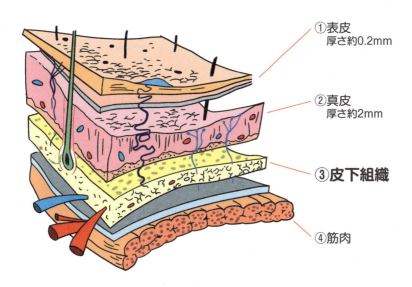

①表皮 厚さ約0.2mm
②真皮 厚さ約2mm
③**皮下組織**
④筋肉

皮下注射

皮下注射では、皮下組織に薬液を注射します。

針は皮膚に対して斜めに刺し、角度は比較的浅めにします。これによって、針先が筋肉には到達しないようにします。

自己注射用のデバイスの場合は、危険がないようにそもそも細くて短い針が使われており、皮膚に対して垂直に刺入します。

▼皮下注射

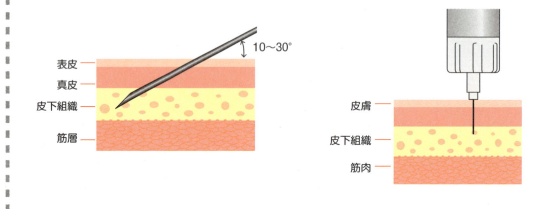

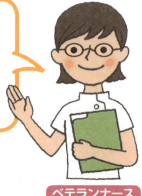

インスリン自己注射には、穿刺の痛みが少ない「極細の針」が実用化されています。これは、太さが均一な通常の針ではなく、先端にいくほど細くなっていく形状になっています。ここには、日本の素晴らしい金属加工技術が役立っているのです。

ベテランナース

筋肉内注射

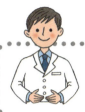

筋肉内注射は、筋肉組織内に薬液を投与する方法です。intramuscularという英語からi.m.と略されます。

✚ 筋肉組織

　皮膚（表皮、真皮）そして皮下組織のさらに下にあるのが**筋肉組織**です。筋肉は血管が豊富なので皮下注射よりも吸収は早くなります。

▼筋肉組織

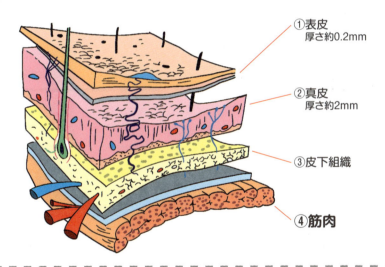

①表皮　厚さ約0.2mm
②真皮　厚さ約2mm
③皮下組織
④筋肉

✚ 筋肉内注射

　筋肉組織は、深い位置に存在する組織なので、針は皮膚に対し垂直に近い角度（45〜90°）で刺し、針もかなり奥深くまで進める必要があります。

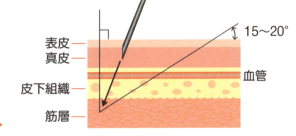

筋肉注射▶

静脈内注射

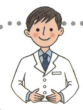

静脈内注射は、薬液を直接静脈内に投与する方法です。intravenousという英語からi.v.と略されます。静脈内注射は、広い意味では次節の点滴静脈内注射も含む概念です。

静脈路（静脈ルート）

留置針やカテーテルによって確保された静脈内への薬剤投与経路を**静脈路（静脈ルート）**といいます。

▼静脈内注射

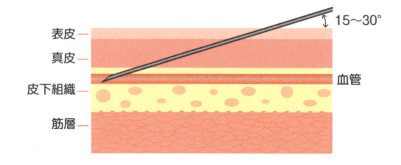

静脈路には、腕や脚などの皮下を走る静脈に留置する**末梢静脈路**と、上大静脈や下大静脈に留置する**中心静脈路**があります。

中心静脈路の確保は医師の手技に限られますので、看護師が行うのはもっぱら末梢静脈路の確保になります。末梢静脈路の確保は、手軽ながら即効性のある治療が可能になるため、幅広い医療シチュエーションで頻用されています。

静脈内注射の特徴

静脈内注射には容量の制限がなく、効果の発現も早いという特徴があります。一般的に50ml以内であれば、注射器を用いて短時間で投与することが多く、**ショット**と通称されます。ショットでも、ある程度ゆっくりと投与したい場合は「slow i.v.」という指示や「5分以上かけてi.v.」といった具体的な指示が出たりすることがあります。

輸液療法のはじまり

　歴史上、静脈内注射によってはじめて臨床的な成果を得ることに成功したのは、スコットランドの開業医であったトーマス・A・ラッタです。彼は、1831年、当時流行していたコレラの重症患者に0.5%塩化ナトリウムと0.2%重炭酸ナトリウムの水溶液を静脈内に直接注入し、数多くの命を救いました。

　しかし、当時は消毒法の概念が発達していなかったため、脱水と電解質異常が改善されたとしても、静脈からの細菌感染で死亡する患者も多かったのです。

▼コレラ患者の治療に用いられた注入器

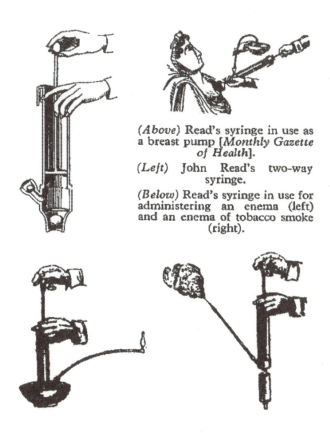

点滴静脈内注射

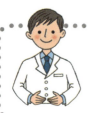

点滴静脈内注射は、ボトルやバッグに入れた薬剤を、静脈内に留置した注射針から少量ずつ滴下して投与する方法です。intravenous drip という英語から d.i.v. と略されます。

留置針の使用

薬剤の投与量が50〜100ml以上という多量になる場合は、ショットの注射ではなく、点滴静脈内注射を用いることが普通です。

点滴静脈内注射には、必然的に時間がかかりますので、安全に長期間のルート確保が可能となる留置針(プラスチック製カテーテル)が使用されます。

非常に多くの種類の薬剤が末梢静脈路から投与されますが、高カロリー輸液など浸透圧の高い薬剤では血管炎を来たすため適しません。この場合は、中心静脈路からの投与が必要になります。末梢静脈路から投与できるブドウ糖液の濃度は、10%程度が上限とされています。

良好な血管がない患者さんで、先輩ナースに頼んでも末梢静脈路の確保に難渋する場合は、医師に報告しましょう。中心静脈路確保の検討はもちろん、経腸栄養などの他の手段はないか、そもそも不要な輸液はないかといったところからレビューが必要です。

先輩ナース

初心者がつまずきやすい

　静脈留置針の挿入（静脈ルート確保）は、点滴静脈注射が医療現場で頻用されることもあって、必須の基本手技です。しかし、通常の注射針と違って「単に針が刺さればいい」というものではなく、少し高度な技術が必要になります。

　初心者のうちは、ここで何度も失敗を繰り返して患者さんにクレームをつけられたりして、苦手意識を持ってしまう方もいるかもしれません。本書では、後の章で静脈ルート確保のコツもきちんとお示ししますので、ご活用いただければ幸いです。

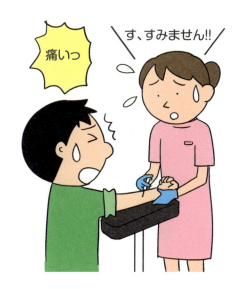

自信がない様子だったり、あたふたしたりしている医療スタッフに刺されると不安を感じてしまいます。手技自体は初心者でも、事前準備はしっかりして、安心感を与えるようにしてもらえると有難いです。

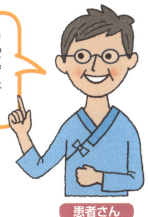

患者さん

---

column

点滴、輸液

　点滴（点滴静脈内注射）は、量の多い液体を少しずつ滴下させる形で時間をかけて投与する注射の方法を指しています。一方、輸液は、より専門的な医学用語で、点滴はその俗称として広く一般的に使われています。点滴は、医療機器である点滴装置のことを指して使用される場合もあります。

　点滴という語句は、もともとは中国大陸から伝わった言葉とされていて、断続的にしたたる「しずく」や「あまだれ」を示していました。

その他の注射法

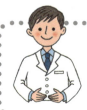

ここまで、医療現場で特に頻度の高い注射法を紹介してきましたが、他にもいくつか特殊な注射法があります。看護師自身が行うことはほぼありませんが、知識として理解しておきましょう。

皮内注射

表皮と真皮の間に薬剤を投与します。投与量は0.1－0.2mlと少量であり、薬の吸収を期待するのではなく、ツベルクリン反応などの検査目的で行われます。

▼皮内注射

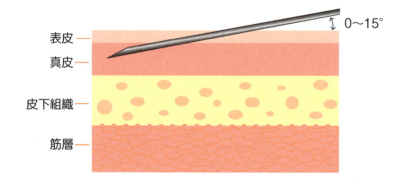

皮内注射は、「ツベルクリン反応」で用いられます。薬剤を皮内に注射した48〜72時間後に発赤や硬結の程度をみることで、結核感染の有無を検査することができます。他にもアレルギー検査や局所麻酔などで用いられることがあります。

ベテランナース

動脈内注射

動脈を通じて投与すると、その下流領域において薬剤の局所濃度を著しく上昇させることができます。抗癌剤などを投与する際に、直接病巣に到達させて治療効果を高めるような目的で行われています。

その他

脊椎麻酔(せきついますい)は、脊髄腔内に麻酔薬を注射することによって行われ、**脊髄腔内注射**(せきずいくうない)(**髄注**)と呼ばれます。同様に、重篤な髄膜炎などでは薬剤の髄注が行われることもあります。麻酔領域では、類似した手技として硬膜外腔内注射も挙げられます。

胸腔内注射や腹腔内注射は主に実験動物などで行われる手技です。実際の医療現場でも、胸膜癒着術（気胸や癌性胸膜炎の治療）、腹腔内化学療法・腹膜透析患者の腹膜炎治療などで、まれに行われるケースがあります。他にも、心腔内注射といったものもあります。

1 注射の基礎

▼脊髄腔内注射

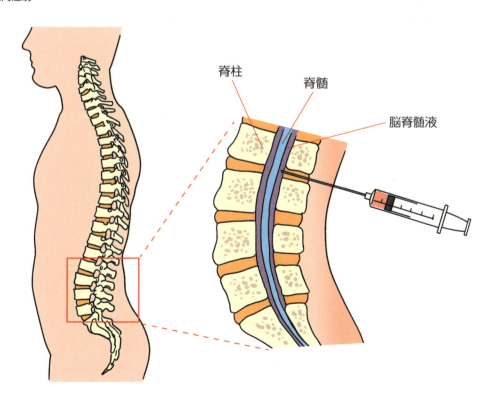

採血

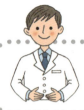

採血は、生体の血液を採取する臨床検査です。検査データに基づいて、病気の診断や治療効果の判定が可能となります。

採血の種類

採血には、まず大きくわけて**静脈採血**と**動脈採血**があります。その名のとおり、それぞれ静脈を穿刺して血液を採取する方法と、動脈を穿刺して採取する方法です。

動脈採血は、動脈血における血液ガス分析（酸素分圧、二酸化炭素分圧などから呼吸状態や酸塩基の状態を知るための検査）を行いたいときに行われます。ただし、注意しなければならない合併症なども比較的多く、動脈穿刺を行うのは医師に限定されています。

本書で取り扱うのは、もっともポピュラーな採血法である静脈採血です。

採血の目的

採血によって可能な検査には、以下のようなものが挙げられます。

● **血液検査**
血算、生化学、凝固系、免疫系、内分泌系といった血中成分を検査することにより、様々な臨床情報を得ることができます。

● **血液塗抹検査**（けつえきとまつけんさ）
血球成分の異常を調べるために用います。顕微鏡下で形状やサイズを調べ、血液疾患などの有無を調べることができます。

● **血液培養検査**
通常無菌状態である血液を培養し、菌の有無や菌の種類を調べます。感染症の診断と治療に極めて重要な検査です。

● **血液ガス分析（静脈血）**
ある程度、動脈血液ガス分析の代用として有用であり、状況によって使用される場合があります。

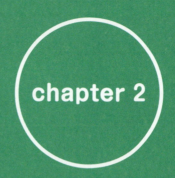

注射薬の知識

ワクチン・インスリンなどの使用頻度の高い注射薬、
輸液、輸血、その他重要な薬剤に関して学びましょう。

ワクチン

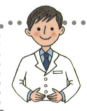

ワクチンは、病原体からつくられた成分（抗原）を投与することで、体内に病原体に対する免疫（抗体産生）を獲得させる医薬品です。感染症の予防に用いられます。

ワクチンの種類

ワクチンは大きく生ワクチンと不活化ワクチンに分類されます。

生ワクチンは、毒性を弱めた病原体を使用したものです。一般的に獲得免疫力が強く、免疫の持続期間も長い傾向があります。しかし、生きている病原体を使うため、副反応としてワクチン株による感染を来たす可能性があります。

不活化ワクチンは、化学処理などにより死んだ病原体や、特定の抗原部分のみを培養して作成されたものです。生ワクチンよりも副反応が少なく安全性が高いですが、そのぶん免疫持続期間が短い傾向があります。そのため、複数回の接種が必要な場合も多くあります。

代表的なワクチンを表に示します。

▼様々なワクチン

生ワクチン	不活化ワクチン（含トキソイド）
BCG	DPT/DT
ポリオ	ポリオ
麻疹風疹混合（MR）	日本脳炎
麻疹（はしか）	インフルエンザ
風疹	B型肝炎
流行性耳下腺炎（おたふくかぜ）	A型肝炎
水痘	肺炎球菌（23価多糖体）
黄熱	破傷風トキソイド
ロタウィルス	成人用ジフテリアトキソイド
	肺炎球菌（13価結合型）
	b型インフルエンザ菌（Hib）
	HPV（ヒトパピローマウィルス：2価、4価）

ワクチンの投与経路

ほとんどのワクチンは、皮下注射による接種が原則とされています。
HPV（ヒトパピローマウイルス）ワクチン、B型肝炎ワクチンの一部は筋肉内注射の場合があります。
他にもBCGのようなスタンプ式の経皮投与法や、ロタウィルスワクチンのように経口投与のものがあります。

あらかじめ混合されていない2種以上のワクチンを別々に接種する予定がある場合には、適切な間隔を空ける必要があります。通常、生ワクチンの場合は4週間以上、不活化ワクチンの場合は、1週間以上の間隔をあけて次のワクチンを接種します。患者さんからの質問も多いので、しっかり答えられるようにしましょう。

先輩ナース

予防接種は、なんとなくやったほうがよさそうなものだとは知っていますが、具体的にどんなメリットがあるのかまでは詳しく知らないことが多いです。医療スタッフから詳しい情報提供と積極的な啓発があると、ありがたいです。

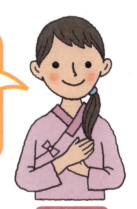
患者さん

ワクチンのはじまり

ワクチンを発見したのはイギリスの医学者、エドワード・ジェンナーです。この時代は、非常に致死率の高い病気である天然痘がしばしば流行していました。ジェンナーは、牛痘（牛におこる天然痘に似た病気だが、人間は軽症で済む）にかかった人間は天然痘に罹患しにくくなることに気づき、天然痘ワクチンを発明したのです。**ワクチン**という名前の由来はラテン語の「Vacca」（雌牛の意）から来ています。

インスリン

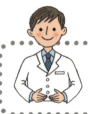

インスリンは、膵臓に存在するランゲルハンス島（膵島）のβ細胞から分泌されるホルモンで、血糖を抑制する生理作用があります。

インスリン製剤

インスリンは、糖尿病や高血糖の患者さんに使用する医薬品としても頻用されています。

インスリンはタンパク質であり、消化管内で分解されてしまうため経口投与が不可能です。そのため注射によって投与します。

一般的には皮下注射ですが、状況によって（点滴）静脈内注射で投与されることもあります。

インスリン製剤の種類

インスリン製剤は作用発現時間や作用持続時間によって超速効型、速効型、中間型、混合型、持効型に分類されます。

●超速効型

皮下注射後の作用発現が15分以内と非常に早く、最大作用時間が2時間と短いのが特徴です。食事直前に投与し、インスリンの追加分泌の補充に適しています。

英語のquickから「Q」と略式記載されることがあります。

●速効型

構造的に内因性インスリンとほぼ同一のものです。かつては、食事30分前に打つという使い方がされていましたが、超速効型インスリンが開発されてからは、こうした形での使用頻度は低下しています。

いっぽう、コストが安く、長年の使用経験に基づいて安全性や使い方も確立されていますので、点滴内に混注してインスリンを投与するケースでは、もっぱらこの速効型が用いられます。

英語のregularから「R」と略式記載されることがあります。

● **中間型**

構造に硫酸プロタミンを付加することでインスリンの吸収時間を延長した製剤です。インスリンの基礎分泌の補充をするための製剤として、かつては主流でした。しかし、後述のより優れた持効型製剤の登場により、中間型インスリンの使用頻度は下がっています。

英語のneutralから「N」と略式記載されることがあります。

● **持効型**

インスリンの血中濃度が、大きなピークなしに、なだらかに24時間（以上）持続するよう開発された製剤です。1日1回の皮下注射投与でよく、従来の中間型インスリンよりも低血糖を起こす頻度が低いため、現在はインスリン基礎分泌補充の主役となっています。

英語のLongから「L」と略式記載されることがあります。また、最初に発売された持効型インスリンの名称がインスリン・グラルギン（insulin glargine）であったため、慣用的に「G」と表記されることもあります。

▼インスリン製剤の種類と特徴

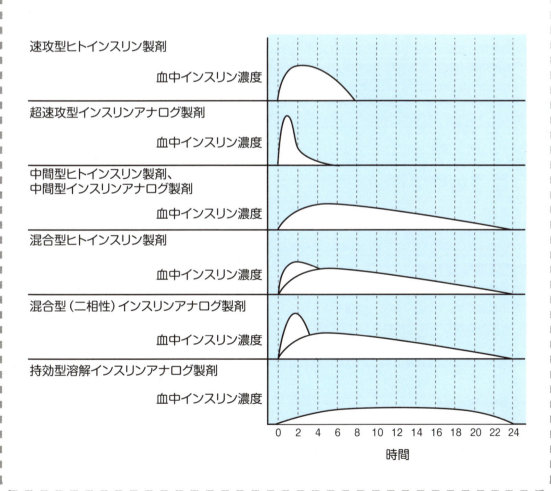

輸液

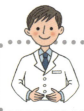
輸液(ゆえき)は、水分や電解質などを点滴静注により投与する治療法のことです。輸液製剤のことも慣用的に輸液と呼びます。

輸液の目的

輸液は、以下のような場合に適応となります。

・下痢・嘔吐などによって、脱水となっている状態。
・急激な出血などで循環血液量が喪失し、不十分になっているとき。
・経腸栄養（経口、経鼻胃管、経胃瘻、経腸瘻）から栄養の投与ができないとき。
・他の薬剤を経静脈投与したいときのベースとして。

輸液製剤の種類

輸液製剤は、大きく分けて低張電解質輸液と高カロリー輸液に分類されます。

●低張電解質輸液

低張電解質輸液は、主に水と電解質を補充するための輸液です。カロリーは多く確保できませんが、末梢静脈から手軽に投与することが可能です。組成中のナトリウム濃度によって以下のように分類されています。

●0.9%生理食塩水

細胞外液と浸透圧を等しくした食塩水です。細胞外に分布するため、循環血液量が不十分であるときに用いられます。

●リンゲル液

生理食塩水に、少量のカリウムやカルシウムを加え、より生体の細胞外液の電解質組成に近づけた製剤です。使用目的は生理食塩水と概ね同じですが、カリウムが含まれているため、腎機能が著しく悪い場合には避けられることがあります。

● 5%ブドウ糖液

　ブドウ糖で浸透圧が調整された製剤です（微量のためエネルギー源としてはほとんど役に立ちません）。ブドウ糖は、体内に入った後、速やかに吸収されるため、実質的に自由水となり、細胞外と細胞内に均等に分布します。

　細胞外液を補充したいときには向きませんが、逆に心不全患者などに輸液する場合などに用いられます。

● 1号液

　生理食塩水の半分程度のナトリウム濃度で、カリウムを含まない製剤です。病態不明で腎機能がわからないとき、とりあえず利尿がつくまで投与するといった使われ方をします。そのため**開始液**とも呼ばれます。

● 2号液

　1号液と同等のナトリウム濃度で、カリウムやリンなどを含みます。低張性脱水（下痢・嘔吐などにより、水以上に電解質も失われているケース）の治療に適応がありますが、中途半端な組成でもあり、実践的にはあまり使用されません。

● 3号液

　1号液の半分（生理食塩水の1/4）程度のナトリウム濃度で、カリウムも含めて種々の電解質をバランスよく含む製剤です。3号液を1.5～2.0L/日程度投与すれば、通常の状態で必要な水と電解質が補充できる組成となっており、一般的な病棟での輸液に頻用されます。そのため、**維持液**とも呼ばれます。

　ただし、高齢者など恒常性が低下している患者さんでは、3号液ばかり投与していると低ナトリウム血症となってしまう場合もあります。

● 4号液

　3号液に似た組成で、カリウムを抜いた製剤です。基本的に維持輸液を行いたいが、手術後で利尿の見通しが不透明なとき、高カリウム血症や腎機能障害などがあるときに用いられます。**術後回復液**とも呼ばれます。

● **高カロリー輸液**

　おおむね1日に必要な程度のカロリーを投与できる輸液製剤です。維持液と同様の水と電解質に加えて、高濃度のブドウ糖やアミノ酸を含みます。

　浸透圧が高いため、末梢静脈から投与すると血管炎を起こしてしまうため、中心静脈路から投与されます。

抗菌薬

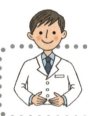

抗菌薬は、細菌の増殖を抑制したり殺したりする働きを持ち、細菌による感染症の治療に使用される医薬品です。

抗菌薬の種類

抗菌薬には、その構造や効果から様々な薬剤に分類されます。看護師は、その詳細や使い分けまでは覚える必要はありませんが、だいたいのイメージを持っておくといいと思います。

▼抗菌薬の大まかな分類

β-ラクタム系抗生物質	それ以外の抗菌薬
ペニシリン系抗生物質 セフェム系抗生物質 カルバペネム系抗生物質 など	マクロライド系抗生物質 アミノグリコシド系抗生物質 ニューキノロン系抗菌薬 など

代表的な抗菌薬について、簡単にみていきましょう。

● ペニシリン系

ペニシリンは、世界で初めて発見された抗菌薬です。元祖の物質ペニシリンは、ブドウ球菌などのグラム陽性球菌やグラム陰性球菌には強い抗菌作用を示すものの、大腸菌を代表とするグラム陰性桿菌に対しては抗菌作用が弱いという性質を持っていました。しかし、抗菌スペクトルを拡大した様々な誘導体も開発されています。

● セフェム系

元祖の物質セファロスポリンは、ペニシリンに比べ、一部のグラム陰性菌にも作用を持つという特徴がありました。また安定性や安全性の面でも優れ、抗菌薬の主力となりました。

抗菌力・抗菌スペクトルの改善が重ねられ、多種多様なセフェム系抗菌薬が使用されています。臨床的にももっとも見かける頻度が高いでしょう。

●カルバペネム系

ペニシリン系や、セフェム系と共通して、βラクタム環という構造を持つため、**βラクタム系**と総称されますが、やや構造が異なっており、極めて広い抗菌スペクトルを持っていることが特徴的です。そのため重症感染症によく用いられますが、反面、耐性菌の出現も問題となります。

●マクロライド系

細菌のリボソームに結合し、タンパク合成を阻害して抗菌作用を発揮します。副作用が少なく、抗菌スペクトルも広いという特徴があります。**βラクタム系抗菌薬**が無効なリケッチア、クラミジアなどの細胞内寄生菌や、マイコプラズマなどに対して用いられます。

●ニューキノロン系

細菌のDNA複製に関わる酵素を阻害し、殺菌作用を発揮します。経口投与が可能で比較的副作用も少なく抗菌スペクトルも広いため、医療現場で頻用されています。反面、不適切な使用例が多い傾向があるほか、耐性菌の出現も問題となります。

●アミノグリコシド系

細菌のリボソームに作用して蛋白質合成を阻害し、殺菌作用を示します。抗菌力は強く、抗菌スペクトルも広いのですが、内耳神経や腎臓への強い毒性などの副作用があります。副作用防止や腎機能に応じた投与設計のため、血中濃度の測定が必要となります。

抗生物質

抗生物質とは、微生物が産生し、ほかの微生物や生体細胞の増殖や機能を阻害する物質の総称のことです。多くは抗菌薬と同義とされ、一般用語としてもよく使われています。

しかし、医学的に広義には、抗ウイルス剤や抗真菌剤、抗癌剤も含むことがあります。そのため、細菌の感染症に対する薬剤という意図で使う場合には、抗菌薬という用語のほうがよりよいでしょう。

抗腫瘍薬

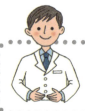

抗腫瘍薬（抗癌剤）は悪性腫瘍（癌）の増殖を抑えることを目的とした薬剤です。抗腫瘍薬による悪性腫瘍の治療は、**化学療法**と呼びます。

抗腫瘍薬の作用機序

抗腫瘍薬剤には以下に挙げるような、様々な種類のものがあります。

・アルキル化薬
・白金化合物
・代謝拮抗薬
・トポイソメラーゼ阻害薬
・微小管阻害薬
・抗生物質

看護師が詳細を覚える必要はありませんが、作用機序としては、DNA合成阻害、細胞分裂阻害、DNA損傷、代謝拮抗、栄養阻害などがあり、腫瘍細胞は細胞周期が速く進む（分裂がはやい）ということや、アポトーシス（細胞が自死すること）の感受性の違いなどをターゲットとすることが一般的です。

近年は、分子標的薬や免疫療法など、新しいアプローチの抗腫瘍薬も登場してきています。

抗腫瘍薬の副作用

抗腫瘍薬は副作用も多い薬剤ですから、看護においてその観察は極めて重要です。

薬剤によって様々な副作用がありますが、代表的な副作用として、吐き気（嘔吐）、脱毛、免疫力低下による感染症発症、食欲不振、便秘などが挙げられます。

化学療法中の患者さんのケアをするときは、こういった症状の出現がないか、よく注意しましょう。

鎮静薬

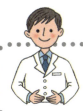

鎮静薬は、中枢神経系に作用し興奮を鎮静する薬物です。睡眠薬として利用される場合もあります。

鎮静薬の目的

鎮静薬は以下のようなケースに適応があります。

・麻酔前投薬（周術期の不安や恐怖の除去、麻酔の副作用や副交感神経反射の抑制が目的）
・不安や緊張の除去
・不眠症の治療
・人工呼吸時や、苦痛を伴う処置時の鎮静

使用頻度の高い鎮静薬

病棟患者さんで不眠を訴える場合には、まず内服薬の睡眠導入剤や抗不安薬が用いられることが一般的ですが、それでもコントロール不良の場合は、注射による投薬も行われます。その中でも使用頻度の高いものをみていきましょう。

●ヒドロキシジン（アタラックスP®）

もともとは、第一世代の抗ヒスタミン薬です。ただし、眠気の副作用が強く出るため、抗アレルギー薬としては、第二世代以後の薬剤に取って代わられました。しかし、その副作用を逆手にとって、鎮静剤／睡眠薬として使用されます。

治療域内の用量では薬物乱用や薬物依存症の危険はないとされており、本格的な向精神薬を使用するほどではないときに、比較的手軽に使用することが可能です。

●ベンゾジアゼピン系

ベンゼン環とジアゼピン環という化学構造を持つ向精神薬の一群です。内服薬もありますが、強力に作用させたい場合には注射で投与することもあります。作用時間の長さの異なる多くの種類の薬剤があり、目的によって使い分けられます。

以下に、注射でよく使用されるベンゾジアゼピン系薬剤の概要を示します。

▼ベンゾジアゼピン系薬剤の概要

一般名	商品名	排出半減期	主な使用目的
ジアゼパム	セルシン®、ホリゾン®	20～100時間	てんかん重積状態の治療
フルニトラゼパム	ロヒプノール®、サイレース®	18～26時間	入院患者の重度不眠
ミダゾラム	ドルミカム®	3時間	集中治療中の鎮静

ベンゾジアゼピン系薬物は、乱用、依存、耐性の形成、離脱症状の出現などの問題があり、適切な使用を心がける必要があります。また、入院患者でよく見られるせん妄に、ベンゾジアゼピン系薬剤を使うとむしろ症状が悪化します。近年は、非ベンゾジアゼピン系の睡眠薬（やそれに類する薬剤）も出てきており、そちらが優先的に使用される傾向があります。

注射薬で投与する場合には、呼吸抑制が重要な副作用として挙げられますので、観察が欠かせません。

● **抗精神病薬**

向精神薬の一種で、主に統合失調症や躁状態の治療に使用される精神科系の薬剤です。妄想や幻覚といった精神症状を抑制する作用を持ちます。

近年は、様々な新しい薬剤が開発されてきていますが、もっとも古典的な抗精神病薬である**ハロペリドール**（セレネース®）は、鎮静作用が強いことから、入院患者のせん妄や不穏に対して、注射で投与されることがしばしばあります。

● **麻酔科系の薬剤**

プロポフォール（ディプリバン®）やデクスメデトミジン（プレセデックス®）は、全身麻酔薬、集中治療室入室中や人工呼吸器管理中の鎮静などにおいて、使用頻度の高い薬剤です。

プロポフォールは、呼吸抑制や循環抑制に注意が必要です。また、脂肪製剤で乳化させた製剤になっており、長期投与の際には栄養管理（コレステロール値の確認）が必要になります。脂肪乳剤は細菌が繁殖しやすいため、感染防止のため、輸液ラインを12時間おきに交換することが推奨されています。

デクスメデトミジンは、生理的な睡眠を誘発する薬剤で、せん妄が出現しにくく、呼吸抑制もほとんどないという利点があります。いっぽうで、徐脈や不整脈など、重篤な循環動態の変動を起こす危険性があり、投与中は心電図モニターのチェックが必要です。

鎮静剤使用時に注意すべき副作用一覧

- 呼吸抑制、舌根沈下（上気道閉塞）
- 誤嚥、転倒
- 血圧変動、徐脈・不整脈
- 覚醒遅延、健忘

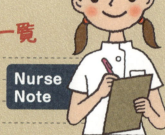

Nurse Note

鎮静薬の副作用

鎮静薬による副作用は、おおまかに以下のものが特に重要です。

・呼吸に関するトラブル：呼吸抑制、舌根沈下による上気道閉塞、誤嚥
・循環に関するトラブル：血圧変動、徐脈、不整脈
・転倒

これを踏まえ、鎮静薬投与中の看護ケアには、呼吸状態・循環状態の観察が不可欠であることがわかります。

また、鎮静薬の終了後は、十分な覚醒の確認や歩行の付き添いも必要です。

---

column

こうせいしんやく
向精神薬

　向精神薬とは、中枢神経系に作用して精神活動に影響を与える薬物の総称です。精神科系の薬のほか、場合によりアルコールや麻薬のような薬剤まで広く含めることがあります。日本の法律では、抗精神病薬・気分安定薬・精神刺激薬・抗うつ薬・抗不安薬・睡眠薬・麻酔薬・抗てんかん薬の一部などが、個別に向精神薬として指定されています。

　鎮静薬とは、向精神薬の中でも、興奮を鎮静する作用のある薬物の総称です。20世紀前半まではバルビツール酸系の薬剤が、鎮静剤や睡眠薬として実質的に唯一の薬で、主力として使用されていました。しかし、耐性形成が早い・依存に陥りやすい・離脱症状が強い・治療域が狭いといった欠点も多く、本節で挙げたような様々な新しい薬剤にとって代わられていきました。

　使用頻度は高くありませんが、一部のバルビツール酸系薬剤（フェノバルビタール®など）は現役で存在しています。

心肺蘇生時の薬剤

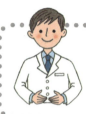

心肺蘇生中には、血管収縮薬、抗不整脈薬などの薬剤が使用されます。循環動態の維持や、臓器・組織の機能保持が目的になります。緊急性の高い状況で落ち着いて対応できるように、しっかり薬の特性を知っておきましょう。

カテコラミン

カテコラミン（カテコールアミン）は、副腎髄質ホルモンで、アドレナリン・ノルアドレナリン・ドパミン・ドブタミンがあります。

カテコラミンは、血管・心臓・気管支・腎血管に分布するα1、α2、β1、β2受容体に作用します。カテコラミンの種類によって、各受容体への作用の仕方が異なるため、これに応じて使い分けられます。

▼カテコラミンの作用

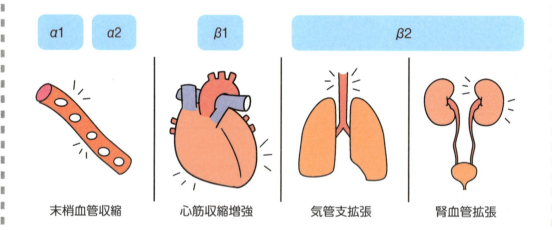

α1　α2	β1	β2
末梢血管収縮	心筋収縮増強	気管支拡張　腎血管拡張

●アドレナリン（Ad）

強力なα、β1作用により、末梢血管収縮と心収縮増強（冠動脈拡張）作用を持ちます。また、カテコラミンの中では唯一β2作用を持っているため、気管支拡張作用もあります。

このため、心停止の状況下で、1mgを3〜5分おきに投与する形で使用されます。また、重篤な喘息発作の治療に用いられます。

●ノルアドレナリン（NA）

強力なα、β1作用を持ちますが、β2作用はありません。つまり、末梢血管収縮作用が強く、血圧を上昇させます。敗血症ショックなど、末梢血管が拡張するタイプのショック時に使用されます。

● **ドパミン（DOA）**

β1作用による強心作用が中心で、用量を増やすとα作用による末梢血管収縮作用を発揮します。α、β両方の作用を持つ、比較的マイルドなカテコラミンとして使用されます。

低用量だと腎動脈は拡張し、利尿作用があるとされています。中等量以上になると、血圧が上昇しますが、利尿作用は消失します。また、末梢循環が悪くなるので、消化器系への血流が低下し、麻痺性イレウスを生じることもあります。

● **ドブタミン（DOB）**

体内では分泌されていない合成カテコラミンです。β1刺激作用をもち、α作用はほとんどありません。ですから、末梢血管に大きな影響を与えずに、心収縮力を増大させたいとき（虚血性心疾患や心不全の治療など）に用いられます。

バソプレシン

バソプレシンは、下垂体後葉から分泌される抗利尿ホルモンです。腎での水の再吸収を促進し、尿量を減少させ、水を体内に保持する作用を持ちます。一方で、血管平滑筋を収縮させることで、強力な血圧上昇作用も持っています。

近年では心停止に対して、アドレナリンよりも有効性が高いという結果が得られてきており、第一選択として用いられるようになってきています（ただし、日本ではさほど一般的ではありません）。他にも、カテコラミン不応例の敗血症性ショックに使用されることもあります。

アトロピン

アトロピンは、抗コリン作用迷走神経を抑制し、脈拍を促進する作用があります。

徐脈性不整脈に対する一時的な対処として使用することがあるほか、心静止や無脈性電気活動（PEA）に対し、1mgを3〜5分おきに投与します。使用は、最大で3mgまでです。

しかし、心肺蘇生時のアトロピンの効果に対するエビデンスは十分ではありません。アドレナリン投与で反応がない場合には、医師の判断に基づいて使われるという位置付けになっています。

アミオダロン

アミオダロンは、心筋のKチャネルをはじめとする多くのチャネルを抑制する、マルチチャネル抑制薬です。除細動に反応しない心室細動（VF）や難治性心室頻拍（VT）、循環動態不安定なVTに用いられるもっとも強力な抗不整脈薬です。

副作用も多く、厳密な管理が重要な薬剤なので、投与量や投与プロトコルをしっかり医師に確認するようにしましょう。

注射の溶媒は、生理食塩水を使用すると沈殿を形成してしまうので、ブドウ糖液を用いなければならないこともポイントです。

ニフェカラント

主にKチャネルを遮断する作用を持つ抗不整脈薬です。アミオダロンよりも即効性がありますが、副作用としてQT延長や、心室頻拍を誘発させる可能性があります。

日本では、静注アミオダロンの導入が遅れたため、国内で開発されたニフェカラントがアミオダロンの代わりに多く用いられてきたという経緯があります。現在、両者の使い分け方は、施設や医師ごとによって決められているのが実情です。

リドカイン

Naチャネルを遮断する作用を持つ抗不整脈薬です。除細動に反応しない、VFや無脈性VTに用いられます。

古典的には、心室性不整脈に有効とされ使われてきましたが、近年では、アミオダロンやニフェカラントよりも効果が低いという臨床データから、それらが使えないときの代用薬としての位置づけになっています。

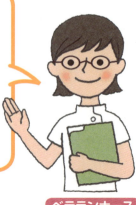

患者さんが急変したときの心肺蘇生は、もっとも重要な医療シチュエーションの一つです。薬剤の使い方以外にも、看護師が果たさなければならない役割は数多くあります。
二次心肺蘇生法（ACLS）は、講習を受講してしっかり身に付け、いざというときには迅速に行動できるようにしておくことが重要です。

ベテランナース

輸血製剤

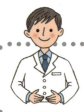

輸血は、血液成分の不足を自他の血液から補う治療法です。

輸血製剤の種類

輸血製剤には以下のようなものがあり、補充したい成分に応じて使用されます。日本の輸血製剤は、200mlの全血から作成されたものが1単位と決められています。

●濃厚赤血球

赤血球成分です。英語のRed cell Concentrates mannitol adenine phosphateから、**RCC**や**MAP**といった略称が用いられます。1単位は約140mlに相当します。

重度の貧血や、外傷・手術による出血に対して用いられます。

●濃厚血小板

血小板成分です。英語の英語名のPlatelet Concentratesから**PC**という略称が用いられます。1単位は約20mlです。

血小板製剤は、相対的に含まれる血漿成分の量が多いため、赤血球製剤に比べて副作用が出やすいため注意が必要です。

●新鮮凍結血漿

全血から血漿成分のみを分離した製剤です。英語のFresh-frozen Plasmaから**FFP**という略称が用いられます。1単位は約120mlです。

血漿中には種々の凝固因子が含まれているため、凝固因子が枯渇している状態や、血漿交換療法の際に使用されます。

●血漿分画製剤

血漿中に含まれるタンパク質を抽出・精製した製剤として、アルブミン製剤、血液凝固因子製剤、免疫グロブリン製剤などが挙げられます。

いずれも、特定の病態をもつ患者さんに使用されます。

輸血の手順と観察

輸血は、管理ミスによる重大な事故のほか、重篤な副作用が出現することがありえます。事故防止のためには、徹底した安全管理が必要です。

● **手順の注意点**

輸血を行う際は、以下の手順に注意を払いましょう。

● **輸血同意書を確認する。**

開始前に、改めて患者さんの同意を取得済であるかを確認しましょう。

● **医師と共同でダブルチェックを行う。**

「患者氏名」「血液型」「製造番号」「クロスマッチの検査結果」「放射線照射の有無」「必要血液の種類と単位数」「有効期限」「外観の異常の有無」などを、複数名でしっかりと確認します。

● **保管法の厳守。**

使用までに時間がある場合、製品ごとの管理方法で保管し、他の患者用の製剤と取り違えないように管理します。

● **副作用の出現を観察する。**

アレルギー反応やショック症状、血液型不適合輸血など、早期に出現する副作用の観察のため、輸血開始後5分間は患者の側から離れないようにし、異常を認めた場合には直ちに輸血を中止します。また、輸血開始後15分経過した時点でも改めて観察を行い、その後も適宜観察を継続します。これらの観察記録も忘れず記載しましょう。

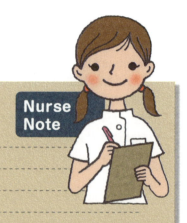

輸血製剤の保存と運搬法

赤血球製剤	：2～6℃で保存、保冷剤を入れて運搬（保冷剤が製剤に触れないよう注意）
血小板製剤	：20～24℃で保存、常温で運搬
血漿製剤	：-20℃で保存、保冷剤を入れて運搬
血漿分画製剤	：アルブミン製剤は30℃以下、その他は凍結をさけて10℃以下で保存

Nurse Note

輸血の副作用

輸血の副作用には、おおきくわけて即時型と遅発型があります。特に即時型の場合、一刻を争う事態になるケースが多々あるため、迅速な対処が不可欠です。

●即時型

●血液型不適合輸血

輸血開始直後に「発熱」「悪寒」「腹痛」「胸痛」「穿刺部位の熱感」「疼痛」「浮腫」「息切れ」など、様々な症状が一挙に出現します。

すぐに輸血を中止し、医師に報告しましょう。

●アナフィラキシーショック

輸血後、30分以内に「呼吸困難」「全身紅潮」「血管浮腫」「血圧低下」などのショック症状がみられます。

すぐに輸血を中止し、アナフィラキシーショックに対する治療を開始します。

●輸血関連急性肺障害(TRALI)

輸血後、数時間以内に「呼吸困難」「発熱」「血圧低下」「低酸素血症」などの症状が出現します。

輸血を中止し、ステロイドの投与や、呼吸循環補助療法を行います。

●輸血関連循環過負荷(TACO)

輸血開始後、数時間以内に「呼吸困難」「チアノーゼ」「頻脈」「血圧上昇」などの症状が出現します。過剰な輸血や急速な輸血が原因となります。

輸血を中止し、酸素投与や循環管理を行います。

●細菌感染

輸血開始後、数時間以内に「発熱」「悪寒」「頻脈」「嘔気」「背部痛」「血圧上昇」「血圧低下」などの症状があり、上記に挙げた副作用ではない場合、血液製剤による細菌感染が疑われます。

輸血を中止し、各種の細菌培養検査を行い、抗菌薬投与を開始します。

●遅発型

●輸血後移植片対宿主症(輸血後GVHD)

輸血後、1～2週間後に「発熱」「紅斑」「下痢」「肝機能障害」「汎血球減少症」などの症状が発現します。

免疫抑制剤やステロイドの投与を行います。

●ウイルス感染

輸血後、数か月～十数年の間に「発熱」「悪心」「腹痛」「肝障害」「リンパ節腫大」「体重減少」などの症状が発現します。この場合、血液製剤による、B・C型肝炎やHIVなどのウイルス感染の可能性が疑われます。

感染の有無を確認する各種検査を行い、各感染症に応じた治療法を実施します。

その他の注射薬

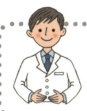

臨床現場では、ここまで挙げてきたもの以外にも多種多様な注射薬が使用されています。そのすべてを本書で説明することはできませんが、その中でも使用頻度が高いものをいくつか見てみましょう。

ステロイド

副腎皮質ホルモンである糖質コルチコイド、ないしはその誘導体であり、強力な抗炎症作用や免疫抑制作用など持ちます。アナフィラキシーや喘息などのアレルギー疾患、自己免疫疾患などに頻用されます。

ステロイド薬は、その作用時間と、糖質コルチコイド作用（メインの糖質コルチコイド作用に比べ、ある程度含まれます）の強さなどに応じて使い分けられています。

例えば、アナフィラキシーや喘息など、はやい効果の出現を期待したいときには、ヒドロコルチゾン・コハク酸ヒドロコルチゾンが使用されます。

逆に、長い作用時間を期待する場合は、デキサメタゾン・ベタメタゾンが使用されます。中間程度の作用時間を持つものが、プレドニゾロン・メチルプレドニゾロンです。

また、ステロイドには**パルス療法**という投与の仕方があります。これは、通常用量より桁違いに大量（500〜1000mg）のステロイド薬を3日間程度の短期間に投与する方法です。この場合、鉱質コルチコイド作用の少ないメチルプレドニゾロンがもっぱら使用されます。鉱質コルチコイド作用が強い薬剤だと、大量投与時に電解質バランスの乱れが生じやすく、危険であるためです。

▼ステロイドの種類

種類	商品名	糖質コルチコイド作用	鉱質コルチコイド作用	1錠中含有量	生物学的半減期（時間）
ヒドロコルチゾン（コルチゾール）	コートリル ソル・コーテフ（注射）	1	1	10	10±2
プレドニゾロン	プレドニン	4	0.8	5[※1]	27±9
メチルプレドニゾロン	メドロール ソル・メドロール（注射）	5	0	4[※2]	27±9
トリアムシノロン	レダコート ケナコルト-A（注射）	5	0	4	36±12
ベタメタゾン	デカドロン リメタゾン（注射）	25	0	0.5	45±9
デキサメサゾン	リンデロン	25	0	0.5	45±9

※1　1mg錠、2.5mg錠も販売されています。　※2　2mg錠も販売されています。

利尿薬

　利尿薬(りにょうやく)は、尿量を増加させる作用を持つ薬品の総称です。心不全や腎不全、肝硬変など体液が過剰となっている病態などでしばしば使用されます。

　利尿薬には様々な種類が存在しますが、注射薬として圧倒的に使用頻度が高いのは、フロセミドです。**フロセミド**は、腎尿細管に作用してナトリウム（とクロール）の再吸収を阻害し、利尿作用を発揮します。

　その他、抗アルドステロン作用を持つカンレノ酸カリウム、重症心不全時に用いられるカルペリチドなどが注射薬として挙げられます。

降圧薬

　降圧薬は、何らかの原因で血圧が正常範囲から逸脱して高値が持続する場合に、血圧を低下させる目的で用いられる薬剤です。

　降圧薬にも様々な種類のものがありますが、その作用機序や目的によって使い分けられます。

　代表的な注射薬は、**カルシウム拮抗薬**(きっこうやく)と呼ばれるもので、ニカルジピン・ジルチアゼム・ベラパミルといった薬剤が挙げられます。これらは、血管平滑筋細胞に存在するカルシウムチャネルをブロックして血管平滑筋細胞を弛緩させ血圧を下げます。この中で、**ベラパミル**は血圧を下げる作用よりも脈拍を低下させる作用が強く、頻脈の際に使用されることもあります。

　他の注射薬には、**ニトログリセリン**やその類縁薬品である**硝酸イソソルビド**があります。これらは、生体内でNO（一酸化窒素）を遊離し、血圧を低下させる作用を持ちます。冠動脈を拡張させる作用が強いため、虚血性心疾患や心不全の治療時に好んで用いられます。関連する薬剤として、冠動脈を拡張させる作用はあるものの、血圧はあまり低下させない**ニコランジル**というものもあります。

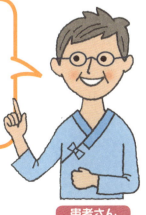

自分（や家族）にどんな薬が治療に使われているのか、詳しく説明してくれるのはもちろんありがたいことです。でも、専門用語ばかりの説明だと逆に混乱してしまうこともあります。医療スタッフの方々には、素人にもわかりやすい平易な言葉で話す力もつけてもらえるとうれしいです。

患者さん

MEMO

皮下注射のテクニック

皮下注射の準備、実際の手技、
観察の注意点をみていきましょう。
アンプルやバイアルの扱い方も登場します。

目的と特徴

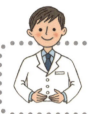

皮下注射の目的と、その特徴を確認しておきましょう。

皮下注射の目的

皮下注射は、比較的ゆっくりとした薬剤吸収と、薬効の持続時間を長めに期待したい場合に用いられます。

実際の医療現場では、インスリンやワクチン（予防接種）、その他ホルモン剤など、多岐に渡る薬剤に適応があります。

また、患者さん自身が自己注射する目的で行う場合にも、一般的な注射法です。

皮下注射の特徴

皮下注射では、2ml程度までの薬剤投与が可能です。

成分は毛細血管を介して比較的緩徐に吸収されるので、薬効の出現はやや遅めです。いっぽうで、効き目は持続的です。

吸収は毛細血管の血流に影響されるため、血管収縮薬と併用すると吸収が遅延します。

皮下注射と**皮内注射**は、名前が似ていますが別物ですので混同してはいけません。皮内注射はほぼ皮膚と平行に針を刺入し、薬液を真皮に注入します。皮下注射は、真皮の下の皮下組織に薬液を注入します。注入部位だけでなく、目的も異なります。

先輩ナース

使用する器材

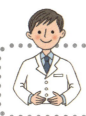
皮下注射に用いる器材を確認しておきましょう。

皮下注射に用いる器材

皮下注射には、以下のものを用意します。

① 23〜27Gの注射針
② 1ml〜2.5mlのシリンジ
③ 薬剤
④ 消毒綿
⑤ トレイ
⑥ 針捨てボックス
⑦ 注射用保護パッド（絆創膏）
⑧ 手袋

▼皮下注射に用いる器材

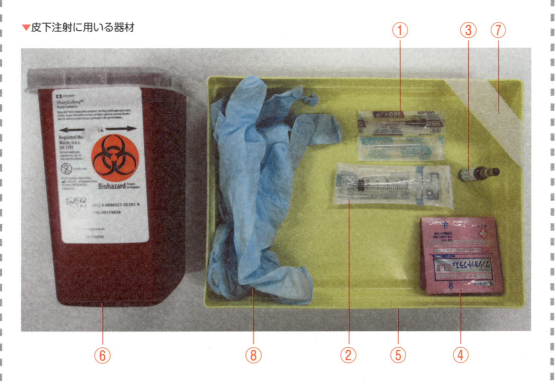

皮下注射は、注液量が少ない上に針先の到達を皮下組織に留める必要があるので、23～27Gの細くて短い針を使用します。シリンジも小さいサイズを用います。また、針先はRBのものを用います。

消毒綿は、基本的にアルコール綿を使用しますが、皮膚に合わないという患者さんにはクロルヘキシジンを用います。穿刺直前まで不明の場合は、両方用意しておきましょう。

自己注射器の場合

インスリンなど、**ペン型自己注射器**を使用する場合は、既に薬剤が専用注射器にセットされている（プレフィルド）のが普通です。ですから、注射指示箋に基づいて、そもそもの薬品を取り違えていないことと、指示量（ダイヤル）を確認することが重要です。

また穿刺針も、専用のものになりますから、それを用意しましょう。

▼インスリン自己注射器

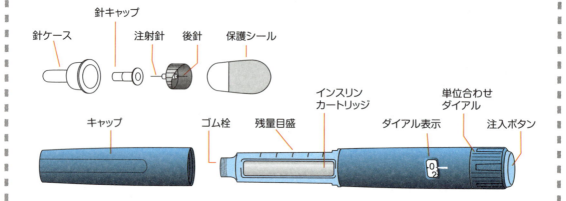

インスリン自己注射器は各社から販売されています。また、患者さんが使いやすいようにと、デザインも徐々に改良され続けています。フレックスタッチ®、フレックスペン®、ミリオペン®、ソロスター®など様々な名称があり混乱しやすいですが、基本的なしくみは変わりありません。徐々に慣れていけばいいでしょう。

ベテランナース

薬剤の準備

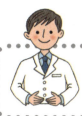
皮下注射における薬剤準備の注意点をみていきましょう。

皮下注射用薬剤の準備

以下の手順に従って薬剤を準備しましょう。

準備① 準備台を環境クロスなどで清潔にする。
準備② 石けん、アルコール消毒液を用いて十分な手指衛生を行う。
下図の手順に従って、正しく行いましょう。

▼衛生的な手洗いの手順

医療現場において感染の予防策として行う手洗い

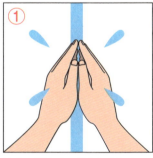
① 流水で洗浄する部分をぬらす。

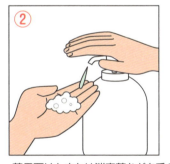
② 薬用石けんまたは消毒薬などを手のひらにとる。手のひらを洗う。

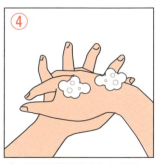
③

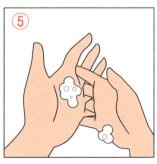
④ 手のひらで手の甲を包むように洗う。反対も同様に。

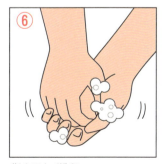
⑤ 指の間もよく洗う。

⑥ 指までよく洗う。

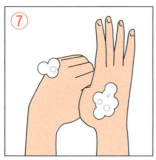
親指の周囲もよく洗う。

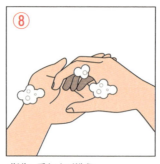
指先、爪もよく洗う。

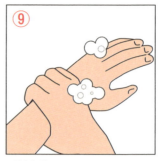
手首も洗う。

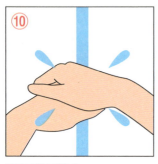
流水で洗い流す。

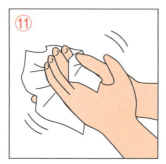
ペーパータオルなどで拭く。

準備③	清潔なディスポーザブル手袋を装着する。
準備④	注射指示箋を確認し、患者名・薬剤名・用量・注射方法を確認する。 ミスのないように、ダブルチェックできちんと確認をします。
準備⑤	清潔操作でシリンジに針を装着し、薬剤を吸引する。 アンプルやバイアルの扱い方は、次項を参照してください。
準備⑥	皮下注射用の新しい注射針に付けかえる。 実際の穿刺には、薬剤吸引時よりも細い針を用いるといいでしょう。
準備⑦	トレイに必要器材をまとめて持参する。

薬剤の吸引

　薬品は、一般的に**アンプル**や**バイアル**といった容器で保存されています。両者の正しい扱い方を知っておきましょう。

より大きな容器であっても、扱い方の基本は同様です（ボトルについては、静脈内注射の項目を参照してください）。

●アンプルの扱い方

手順①　薬液を底面に落とす

　アンプルの上のほうに溶解液が溜まっている場合は、軽く指で弾くか、**先端のほうを持ってクルッと回転させる**と液が下に落ちます。

▼アンプル

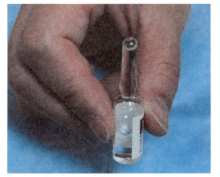

※ちなみに

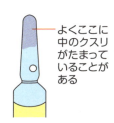

よくここに中のクスリがたまっていることがある

軽く指で弾いて落としましょう

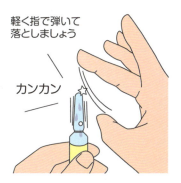

カンカン

出典：齋藤シーサイド・レディースクリニックホームページ

手順②　消毒し、容器を開ける
アルコール綿をあてながら、丸印（イージカットマーク）に指先をあてて、自分と逆方向へ折ります。

▼アンプルの消毒と開封

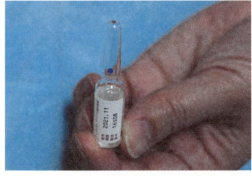

出典：齋藤シーサイド・レディースクリニックホームページ

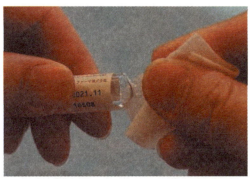

出典：齋藤シーサイド・レディースクリニックホームページ

アンプルカット

ワンポイント部分より少し上を持つ

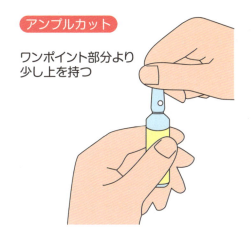

斜め上に引っ張るように折る

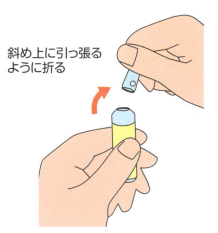

3　皮下注射のテクニック

手順③ **薬剤を吸引する**
シリンジに溶解液を吸い込みます。薬液には表面張力が働くので、アンプルを逆さまにしても流れ出てはきません。しっかり角度をつけて傾け、**吸い残しがないように**します。
残液が少なくなってきたら、針の刃面を下向きにすると最後まで吸いやすくなります。

▼薬液の吸引

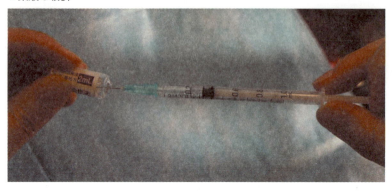

出典：齋藤シーサイド・
レディースクリニック
ホームページ

手順④ **注射器から空気を抜く**
針を上向きにした状態で、軽く注射器を指で弾きます。これで、尾部側にたまっていた空気は先端側に移動します。
その後、少しだけシリンジを引いてから、薬液がわずかに出てくるギリギリのところまでシリンジを押して空気を追い出します。**最初にシリンジを引く**のがポイントで、これで針の基部に存在している薬液をシリンジ内に落とすことができます。

▼エアー抜き

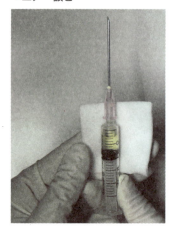

●バイアルの扱い方

手順① **開封し、消毒する**
キャップを親指の腹で開けて、ゴム栓の部分をアルコール綿で消毒します。メーカーによって、このゴム栓部は滅菌されていない場合もあるので、**消毒は忘れない**ようにしましょう。

▼バイアル

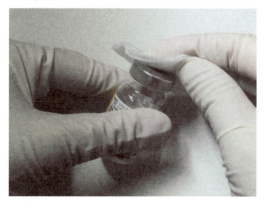

手順② 溶解液を注入する

アンプルなどから溶解液を吸った注射器の針をゴム栓に垂直に刺し、溶解液を注入します。バイアルのゴムが削られること（コアリング）を防ぐために、**針を垂直にゆっくりと刺す**ことがポイントです。

ゴム栓に針刺し部の指定があればそこを刺します。なければゴム栓の中央を刺します。

▼溶解液の注入

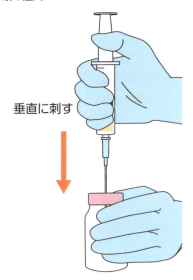

垂直に刺す

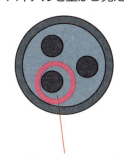

バイアルを上から見た図

穴はどこを刺してもよいが、必ず垂直に刺すようにする

手順③ 薬剤を溶解する

注入した溶解液と同じ量の空気を抜きます。バイアル内が陽圧となって、薬液が飛散することなどを防ぎます。

次に、バイアルを静かに上下に振り、薬剤を溶かします。注射器を刺したままで溶解する方法と、いったん抜いて溶解する方法があります。後者の場合は、再び針を刺すときに再消毒が必要です。また、**激しく振ると薬剤が泡立ってしまう**ので注意しましょう。

▼バイアル内陽圧の解除

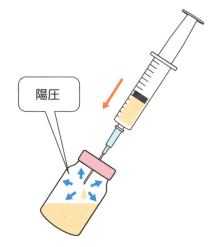

陽圧

▼薬剤の溶解

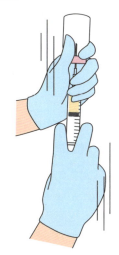

手順④ **薬剤を吸引する**
再び、吸い上げたい薬液と同量の空気をバイアルに戻します。この際、**薬液が泡立たないように、針先が液面の上に出るように**心がけます。バイアル内を陽圧にすることで、薬液の吸引が容易になります。
そして、バイアルを逆さまにして薬液を吸います。

▼薬剤の吸引

ポイント

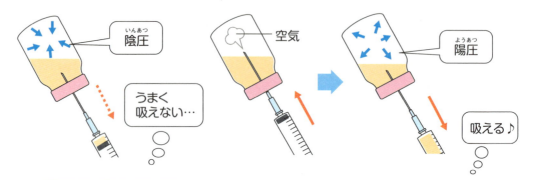

薬液をそのまま吸引しようとしても、バイアル内が陰圧となり、吸いにくい。

吸引する薬液の量と同じくらいの空気をあらかじめシリンジに吸っておき、それをバイアル内に入れる。すると、バイアル内が陽圧になり、スムーズに薬液の吸入が可能になる。量が多い場合は、空気注入と薬液吸引を交互に行うとよい。

手技のコツ

空気注入時に薬液が泡立たないように、針先が液面の上に出るようにする。

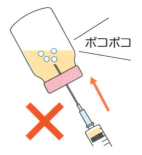

手順⑤ **注射器から空気を抜く。**
アンプルのときと同様です。

注射部位

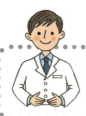

皮下注射の部位と、その使い分けを確認しておきましょう。

皮下注射の部位

　皮下注射は、神経や血管の分布が少なく、皮下脂肪が多く、骨がない部位が適しています。穿刺部位には、上腕や腹部、大腿部の皮膚が選択されます。

　一般的に、ワクチンの接種部位は、肩峰と肘頭を結んだ上腕後面正中線下1/3の部位が多く選択されます。この部位が、橈骨神経の走行を避けていることがポイントです。

▼皮下注射の部位

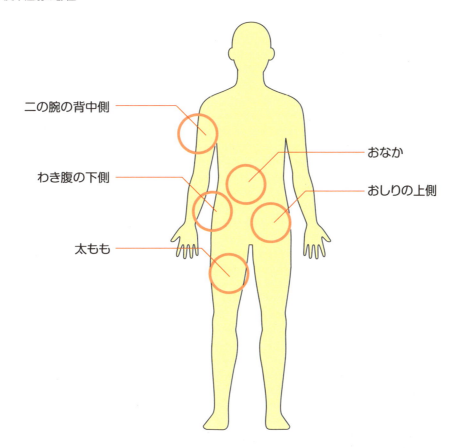

▼ワクチンの接種部位

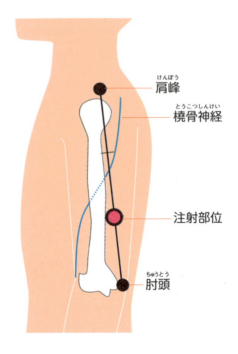

　一方、日常的に注射を行う回数が多いインスリンなどは、臍部周囲5cmを除いた腹部が多く選択されます。
　注射部位によってインスリンの吸収速度は異なるため、毎回大きく部位を変えるということはせずに、腹部なら腹部といったように同じ部位に注射します。ただし、ピンポイントで毎回同じ場所に注射を反復すると、皮膚の硬化・陥凹・腫脹などが現れることもあるので、前回注射した箇所から2〜3cmずつ、ずらしていきます。
　数カ月持続するホルモン注射などや、痩せていて皮下組織が少ない患者さんには、皮下脂肪の多い腹部や臀部が選択されることも多くなります。
　これまでに、繰り返し注射している方に関しては、カルテの他、患者さん本人にも確認をしてみるとよいでしょう。

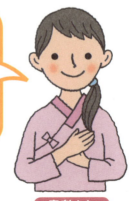

二の腕（上腕）にワクチンを接種するときの穿刺部位は、医療スタッフによってかなりバラツキがあるように感じられます。でも、少なくとも神経の走行を避けていれば大丈夫だということを説明してもらえれば、安心です。

患者さん

刺入方法

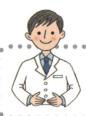
皮下注射の実際の手順と注意点をみていきましょう。

✚ 皮下注射の手順

手順① **確認**
患者さんのネームバンド、氏名、誕生日などの確認を行います。理想的には、患者さん自身に氏名を言ってもらうべきです。
また、**改めて注射指示箋を確認**しましょう。

手順② **穿刺部位の観察**
継続して注射を行っている場合は、前回の注射部位を確認し、**まったく同じ場所は避ける**ようにします。
また、穿刺部の皮膚にトラブルがないかを確認し（皮膚に問題があるなら場所を変える）、消毒綿で皮膚を内側から外側に向かい消毒します。

手順③ **穿刺**
十分に皮下組織をつまみ上げ（把持(はじ)）、針を刺します。つまみ上げた指と指の間が1cm程度になるのが目安です。針を刺す角度は、皮下脂肪の厚さにもよりますが、**約30度の角度で穿刺するのが安全**です。
インスリン専用針のように、針の長さが十分に短い場合には、垂直に近い穿刺で問題ありません。

▼皮膚の把持

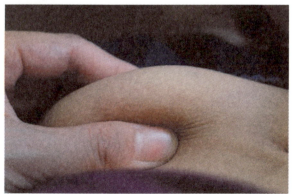

出典：齋藤シーサイド・レディースクリニック
　　　ホームページ

手順④ 薬剤の注入
少しだけシリンジに陰圧をかけてみて、血液の逆流がないことを確認します。次に、注射器全体が動かないように**反対の指で固定し、ゆっくりと薬液を注入**します。

手順⑤ 注射後
薬剤を注入し終えたら、抜針します。穿刺部から出血などがないことを確認し、**絆創膏を手早く貼付**しましょう。
針は、リキャップせず、穿刺者自身が針捨てボックスに捨てます。
皮下注射の目的は、時間をかけて薬剤を吸収させるためなので、注射部位は強く押さえたりもんだりしないようにします。
繰り返し注射を行っている患者の場合には、今回の注射部位を記録に残しておきましょう。

column 消毒法

　世界で初めて輸液療法による臨床成果をあげたラッタの時代には、医師や患者の身体だけではなく器具そのものに対しても殺菌するという概念が普及していませんでした。そのため、感染率も高く、しばらくこの画期的な治療法は医療の主流に躍り出ることはありませんでした。
　その後、パスツール(フランス)やコッホ(ドイツ)による細菌学の確立、そしてリスター(イギリス)による器具滅菌の概念や無菌手術の発明によって、静脈穿刺も安全な施行が可能になりました。現在の形に近い消毒法が普及したのは、1867年以降になってからのことなのです。

痛みの軽減

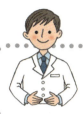
皮下注射は、薬剤の注入に時間がかかり、その間の疼痛も比較的強い傾向があります。なるべく痛みを軽減させる工夫を知っておきましょう。

皮下注射の痛みの原因

皮下注射の痛みを増強する要因には、以下のものが挙げられます。

・皮下組織に注射針が適切な深さに達していないことによる刺入時痛。
・注入される薬剤の温度、濃度、PHによる影響。
・化学反応によるもの。
・薬液注入に伴う皮下組織、骨格筋組織の異常な感覚の発生。
・精神的なストレス。

皮下注射の痛みの軽減

痛みの原因を踏まえて、以下のような点に注意すれば、患者さんの痛みを軽減することが可能になります。

・5mm以上の皮下組織に注入できるよう、十分に皮膚をつまみ上げられる場所（つまむ指と指の間が1cm以上ある）を選択する。
・冷えたままの薬剤を注入しない。冷蔵の薬品であれば、早めに取り出しておく。
・同じ場所に繰り返し注射をしない。ただし、インスリン投与などの場合は、腹部から大腿部というように根本的に注射部位を変えるのは吸収速度も変化してしまうため、腹部なら腹部の中で注射部位を少しずつずらしていくようにする。
・薬剤をゆっくり注入する。
・注射中に声をかけてあげる。例えば、神経障害の発生をケアするための「手先がしびれたりしていないですか？」といった一言だけでも、安心感を与えることができる。

注射後の観察

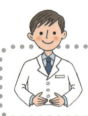

皮下注射が終了した後の観察のポイントを見ておきましょう。

皮下注射後の観察

注射時の痛み、気分不快、穿刺部の違和感（しびれ感など）の有無を確認しましょう。

また、穿刺部の発赤や出血などの有無や程度も観察します。

インスリン注射などではまず起こりませんが、ワクチン注射などは**アナフィラキシーショック**を起こす可能性があります。意識レベルの変化や血圧低下の有無にも注意を払っておきましょう。

皮下注射後の指導

トラブルは遅れて発生してくることもあります。医療スタッフの目の前で観察するのみならず、患者さん自身が帰宅後に正しく観察できるように、注射に関する指導をすることも大切な仕事です。

●皮下注射の目的や注意事項の理解度を確認する

使用した薬剤によって、注射後の注意事項も変わってきます。そのため、以下の点について、患者さんの理解度を確認し、声がけしていく必要があります。

・どんな薬剤を注射したのか。
・注射の持続時間や有効期間。
・注射を行った場所（いつもどの場所に注射しているか）。
・絆創膏をはがす時期。

絆創膏は、何もいわないでおくと、「勝手にはがしてはいけない」と解釈する患者さんがいたり、はがし忘れて皮膚トラブルの原因になったりします。「はがすのが当たり前」とは思わずに、はがしてよい時間をきちんと説明する方が、むしろ良好な意識付けになります。

● **帰宅後の生活上の注意事項を説明する**

帰宅後には、以下の点に注意してもらうようにしましょう。

・注射部位をもまない、強く圧迫しない、かゆくても掻かないこと。
・入浴は可能。ただし、強くこすったりしないこと。
・気分不快やアレルギー症状などが出現した場合の対応。
・皮膚のトラブル（発赤、疼痛、かゆみ、潰瘍形成など）が見られた場合の対応。

アレルギーや重篤な皮膚トラブルが出現した場合には、病院への連絡または速やかな受診が必要です。病院連絡先や、体調不良時に無理をしてはいけない旨を、よく伝えておきましょう。

ベテランナース

年配の患者さんからは、「注射後はもまなくてよいですか？」と聞かれます。昔は、今より筋肉内注射（筋注）が積極的に行われていたことがあり、「点滴でない注射＝筋注」というイメージがついているためです。現在は、筋注を行う機会は少なくなりましたし、皮下注射で穿刺部位のマッサージは必要ありません。自信をもって不要であると伝えましょう。

先輩ナース

インフルエンザワクチンは、製造過程で鶏卵を使用するため、卵アレルギーの患者さんには注意が必要です。ただし、過去に卵で重篤なアレルギー（アナフィラキシー）を経験したことがある人を除いて、ほとんどのケースでは通常どおり安全に接種可能です。不安がある場合には、接種後30分程度、帰宅させずに観察を行うようにするといいでしょう。

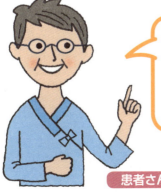

患者さん

帰宅後に、注射部位が腫れて痛みが出てきたりすると、どうしても不安になってしまいます。局所的な軽めの症状に留まっているなら、アイシングで様子をみてよいという旨を一言添えてもらえると安心できます。

合併症

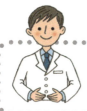

皮下注射はかなり安全な手技ですが、いかなる医療行為にも「絶対」はありません。皮下注射に関連する合併症は、きちんと知っておきましょう。

皮下注射の合併症

皮下注射による合併症には、以下のようなものが挙げられます。

- 皮下血腫
- 穿刺時の血管損傷
- 筋層への誤刺入
- 神経や筋肉の損傷（特に大腿部）
- 皮下の硬結や、潰瘍形成
- アレルギー反応（アナフィラキシーショックなど）

これらの合併症を避けるためには、既に述べたとおり、以下のような点を意識します。

- 皮下組織の十分に厚い部位を選択する。
- 皮下組織の厚さに応じ、穿刺角度を調節する（薄いなら針を寝かせる）。
- 血液の逆流の有無を確認する。
- 注入時の患者の痛みの変化に十分注意する。
- 注射後の患者の変化に十分注意する。

合併症に対する対応

注射中にトラブルが生じたら、薬液注入はすぐに中止し、抜針します。こうすれば、重大な事故につながることは、まずありません。重大な神経や血管の損傷事故は、ほとんどが患者の訴えを無視して、無理に手技を続けた場合に生じます。

もともと出血傾向のある患者さんや、抗凝固剤を服用している方で、穿刺部から出血がみられた場合には、穿刺部をガーゼでしばらく押さえます。最後に、止血確認を行えば問題ありません。血腫は自然に吸収されて消失することも、申し添えておくといいでしょう。

その他、大きなトラブルが生じた場合には、いかなる場合も一人で処理しようとせず、上司の看護師や医師に速やかに報告することが大切です。

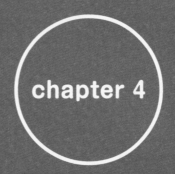

筋肉内注射のテクニック

筋肉内注射の準備、実際の手技、観察の注意点をみていきます。
特に注射部位は特徴的なので注意が必要です。

目的と特徴

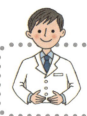

筋肉内注射の目的と、その特徴を確認しておきましょう。

筋肉内注射の目的

筋肉内注射は、静脈内注射と皮下注射の中間的（皮下注射よりは早く、静脈内注射よりは緩やか）な効果発現時間と持続時間の効果を得たいときに適した注射法です。

また、薬液量がやや多く（5mlなど）皮下注射では対応できない場合や、ルート確保ができないときの緊急性の高い薬剤投与、刺激性の強い薬剤や非水溶性薬剤を使用したいときなどに用いられます。

解熱鎮痛薬、一部のワクチン、ホルモン剤、検査前投薬などに適応があります。

筋肉内注射の特徴

筋肉組織は毛細血管やリンパ管が豊富であり、吸収は比較的急速です。筋肉内に注入された薬液の70〜80%は、約3分程度で吸収されるとされています。

吸収速度を皮下注射、静脈内注射と比較すると、概ね以下のような関係になります。

▼薬液の吸収速度

静脈内注射	筋肉内注射	皮下注射
5	1	1/2

筋肉内注射では、5ml程度までの薬剤投与が可能です。穿刺による疼痛はやや強いので、適応例をよく選ぶ必要があります。

また、筋肉が未発達な小児への筋肉注射は、**筋拘縮症**（こうしゅくしょう）の原因の一つといわれており、注意が必要です。こうした事情も踏まえ、現在は、必要性の低い筋肉内注射はなるべく避けるようにすることが、学会からも提言されています。

使用する器材

筋肉内注射に用いる器材を確認しておきましょう。

筋肉内注射に用いる器材

筋肉内注射には、以下のものを用意します。

① 23〜25Gの注射針
② 2.5ml〜5mlのシリンジ
③ 薬剤
④ 消毒綿
⑤ トレイ
⑥ 針捨てボックス
⑦ 注射用保護パッド（絆創膏）
⑧ 手袋

▼筋肉内注射に用いる器材

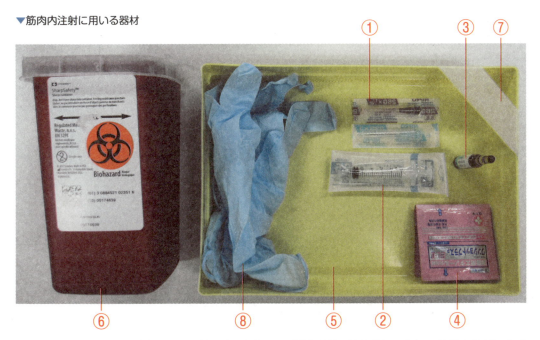

　筋肉内注射は、皮下注射よりも注液量がやや多いためシリンジが少し大きく、また、針先を深い筋肉組織に到達させる必要があるので、針も少し太いものを選ぶのがポイントです。針先はRBのものを用います。

　消毒綿は、基本的にアルコール綿を使用しますが、皮膚に合わないという患者さんには**クロルヘキシジン**を用います。穿刺直前まで不明の場合は、両方用意しておきましょう。

自己注射器の場合

種類は多くありませんが、**エピペン®**(ファイザー株式会社)など、筋肉内注射用の**ペン型自己注射器**もあります。既に薬剤が専用注射器にセットされています(プレフィルド)。

▼エピペン®

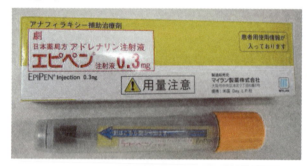

> 病院で使用することはありませんが、正しい使い方を患者に指導することが大切

> 緊急の場合には衣服の上からでも注射可能

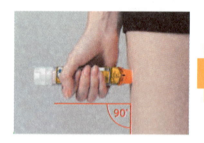
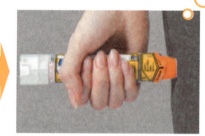

アドレナリン自己注射の適応

蜂毒、食物および薬物などに起因するアナフィラキシー反応(アナフィラキシーの既往のある人、またはアナフィラキシーを発現する危険性の高い人に限る)に対して、以下のタイミングで使用する。

- ショック症状(血圧低下、意識障害など)が現れた時点。
- アナフィラキシーの初期症状(しびれ感、違和感、口唇の浮腫、気分不快、吐き気、嘔吐、腹痛、じん麻疹、咳込みなど)が発現し、ショック症状が発現する前の時点。
- 過去にアナフィラキシーを起こしたアレルゲンを誤って摂取し、明らかな異常症状を感じた時点。

薬剤の準備

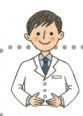

筋肉内注射における薬剤準備の注意点をみていきましょう。

筋肉内注射用薬剤の準備

以下の手順に従って薬剤を準備しましょう。

準備①　準備台を環境クロスなどで清潔にする。
準備②　石けん、アルコール消毒液を用いて十分な手指衛生を行う。
　　　　皮下注射の項目と同様です。
準備③　清潔なディスポーザブル手袋を装着する。
準備④　注射指示箋を確認し、患者名・薬剤名・用量・注射方法を確認する。
　　　　ミスのないように、ダブルチェックできちんと確認をします。
準備⑤　清潔操作でシリンジに針を装着し、薬剤を吸引する。
　　　　アンプルやバイアルの扱い方は、皮下注射の項目と同様です。
準備⑥　筋肉内注射用の新しい注射針に付けかえる。
　　　　実際の穿刺には、薬剤吸引時よりも細い針を用いるといいでしょう。
準備⑦　トレイに必要器材をまとめて持参する。

筋肉注射の痛み

　筋肉内注射では、皮下注射より太く長い針を垂直に刺しますし、見た目の恐怖感もあります。また、薬液が組織を押し広げるのは、肉離れを起こしているようなものなので、痛みも強いとされています。

　いっぽうで、同じワクチン接種で比較したときに皮下注射よりも筋肉内注射の方が痛くなかったという研究も実はあります。つまり、筋肉内注射そのものというより、刺激性が強く痛みの出やすい薬剤のときによく選ばれてきたため、汚名を着せられているという面もあるのです。

注射部位

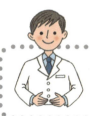

筋肉内注射の部位と、その使い分けを確認しておきましょう。

筋肉内注射の部位

筋肉内には神経や動脈が走っているので投与の際は損傷を避ける必要があります。比較的安全に穿刺できる部位として、三角筋、大腿四頭筋、中殿筋が選択されます。

具体的には、以下の部位を穿刺します。

●三角筋
肩峰より3横指下の三角筋中央部。

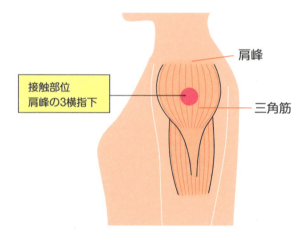

上腕三角筋 ▶

●大腿四頭筋（外側広筋）
大転子と膝蓋骨中央を結んだ線の中央部。

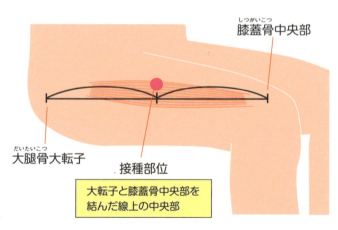

大腿四頭筋 ▶

●中殿筋
以下のような目安があります。

●四分三分法
腸骨稜最後部と殿溝の中心を結ぶ線と、殿裂と臀部側縁の中心を結ぶ線で臀部を4等分する。その中央点から腸骨稜に向けて45度に線を伸ばし、その直線上の外側1/3の点。

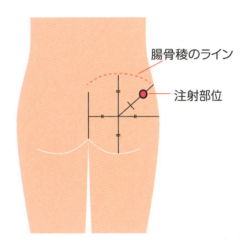

◀四分三分法による注射部位

●クラークの点
上後腸骨棘と上前腸骨棘を結んだ直線上の前側1/3の点。

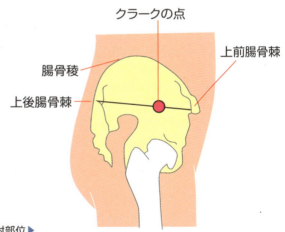

◀クラーク点による注射部位

●ホッホシュテッターの部位
大転子に手のひらの中心のくぼみを合わせた状態で示指の先端を上前腸骨棘に合わせて中指を広げ、示指と中指を開いたV字の中央。

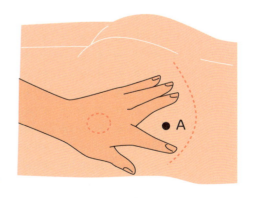

◀ホッホシュテッターによる注射部位

部位の選択

　三角筋はどの年代の患者さんにも汎用できる注射部位です。ワクチンなど、同じく上腕に接種するときでも、皮下注射とは少し場所が異なることに注意しましょう。しかし、いずれにせよ橈骨神経の走行を避けていることがポイントです。

▼皮下注射

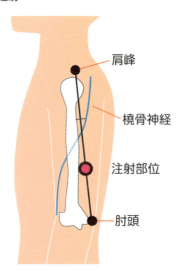

肩峰
橈骨神経
注射部位
肘頭

▼筋肉内注射

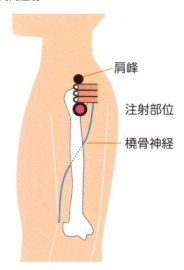

肩峰
注射部位
橈骨神経

　高齢の患者さんで三角筋が減少している場合には、中殿筋の方が適切なこともあります。また、患者さんが腹ばいになるので、注射器が視界に入らず、筋肉内注射の恐怖感が和らぐという効果もあります。ただし、小児の場合には、殿筋が未発達の場合があり、あまり推奨されません。

　大腿四頭筋は、同部位の筋拘縮の原因とされており、小児では実質的に禁忌に近くなっています。現在は、成人に対しても一般的には行われません。緊急時のエピペン® 自己注射といった、限定的な場面でのみ活用される可能性があります。

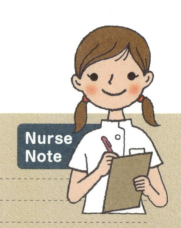

筋肉内注射部位の語呂合わせ

筋トレには、だいたいの人は、業務中でも参画する。
筋肉注射　　大腿四頭筋　　中殿筋 三角筋

Nurse Note

刺入方法

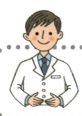

筋肉内注射の実際の手順と注意点をみていきましょう。

筋肉内注射の手順

手順①　確認
患者さんのネームバンド、氏名、誕生日などの確認を行います。理想的には、患者さん自身に氏名を言ってもらうべきです。
また、**改めて注射指示箋を確認**しましょう。

手順②　穿刺部位の観察
継続して注射を行っている場合は、前回の注射部位を確認し、**全く同じ場所は避ける**ようにします。
また、穿刺部の皮膚にトラブルがないか、同部位の筋肉が十分に発達しているかを確認します（問題があるなら場所を変える）。穿刺部位は視診だけではなく、きちんと手で触診して筋肉の様子を観察しましょう。
消毒綿で皮膚を内側から外側に向かい消毒します。

手順③　穿刺
十分に筋肉を含めて皮膚をつまみ上げ（ないしは肉を寄せて）、針を刺します。**針を刺す角度は、約45〜90度**です。

▼皮膚面に対して注射針を45〜90度にする

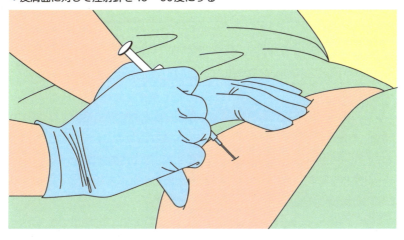

手順④　薬剤の注入

少しだけシリンジに陰圧をかけてみて、血液の逆流がないことを確認します。また、この段階で、手先や足先にしびれなどがないことを確認しておきましょう。
反対の腕で筋肉を持ち上げながら、ゆっくり薬液を注入します。

手順⑤　注射後

薬剤を注入し終えたら、抜針します。針は、リキャップせず、穿刺者自身が針捨てボックスに捨てます。
穿刺部から出血などがないことを確認し、注射部位を優しく揉みましょう。これは、薬剤の吸収を早める作用や、（脂溶性薬剤などで）組織の硬結を防止する意義があります。ただし、マッサージをするべきかどうかは、薬剤にもよりますので、医師に確認しておきましょう。
最後に絆創膏を貼付します。繰り返し注射を行っている患者の場合には、今回の注射部位を記録に残しておきます。

筋肉注射は、皮膚をつまみながら打つ人と、皮膚を押さえて張るようにして打つ人がいます。これは、文献によっても様々で、どちらが正しいというのは決まっていません。自分がやりやすいほう、または患者さんが希望するほうに合わせて選択しましょう。

先輩ナース

column
アドレナリンの筋肉内注射

合併症の問題などから、筋肉内注射はなるべく避けられる傾向がありますが、エピペン®自己注射の場合も含めて、アドレナリンは、必ず皮下注射ではなく筋肉内注射（ルートが確保できるなら静脈内注射）が選択されます。

アドレナリンは、皮下の血管は収縮させますが、骨格筋の血管は逆に拡張させるという作用があります。ですから、本来の吸収速度の違いよりも、さらに差が広がることになるのです。

具体的には、アドレナリンが最高血中濃度に達するまで、皮下注射は34分後、筋肉内注射だと8分後というデータがあります。アナフィラキシーから心停止に至るまでは、5〜30分という短時間ですから、皮下注射は適さないということがよくわかります。

痛みの軽減

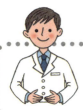

筋肉内注射は、もっとも疼痛が強いとされる注射法です。なるべく痛みを軽減させる工夫をしてあげましょう。

筋肉内注射の痛みの原因

筋肉内注射の痛みを増強する要因には、以下のものが挙げられます。

- 太くて長い針による刺入時痛
- 注入される薬剤の刺激性
- 薬液注入に伴う皮下組織、骨格筋組織の異常な感覚の発生
- 精神的なストレス

筋肉内注射の痛みの軽減

注射をする側の工夫で、ある程度は痛みを緩和させることも可能です。以下のような点に注意するといいでしょう。

- 針を刺すときには、皮膚を軽く引っ張るような感じにする。ないしは、穿刺部位をつまむときに、少しだけ爪を立てるようにしてつまむようにする（痛みの感覚が分散する）。
- 可能な範囲でなるべく細く、先端角がRBの針を使用する。
- 注射時には、患者さんに体（筋肉）の力を抜いてもらう。
- 冷えたままの薬剤を注入しない。冷蔵の薬品であれば、早めに取り出しておく。
- 穿刺後にマッサージを行う。適切なマッサージは、薬剤の吸収を早める以外にも、苦痛を軽減する効果があります。
- 薬剤をゆっくり注入する。
- 注射中に声をかけ、緊張を緩和させる。「手先がしびれたりしていないですか？」といった声掛けは、神経や血管損傷のリスクが高い筋肉内注射では、よりいっそう重要なことです。
- 注射器や針が患者さんの視界に入らないようにする。筋肉内注射は、穿刺角度が垂直に近く、薬液量も多い傾向があります。見た目のストレスも大きいので、患者さんが望まない限りは露骨に見えないようにするほうがいいでしょう。

注射後の観察

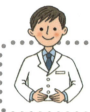

筋肉内注射が終了した後の観察のポイントを見ておきましょう。

筋肉内注射後の観察

●全身状態の観察

筋肉内注射は、薬剤吸収速度が速いため、アナフィラキシーショックを起こす可能性も含め、血圧低下や気分不快、冷や汗、意識レベルの変化に十分注意します。

また、そもそも注射を行った理由である症状の変化の観察も必要です。例えば、鎮痛目的であれば、注射前後の痛みの変化をスケールで測定し記録します。

●注射部位の観察

筋肉内注射は、神経や血管の損傷リスクが高く、刺激性の高い薬剤が投与されることが多いため、以下の点を中心に観察します。

・注射部位側の手足先などのしびれ、脱力感などの神経症状の有無
・注射部位からの出血の有無
・注射部周辺の疼痛の程度
・注射部周辺の発赤、熱感、硬結などの有無

組織の硬結をきたしやすい薬剤の場合は、注射直後だけでなく、その後の注射部位の観察も必要になります。しこりができると患者さんの不安も大きくなります。

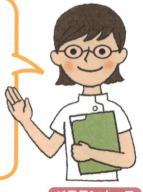

筋肉内注射後は、穿刺部位を優しくマッサージすることも多いですが、一方でマッサージが禁止されている薬剤（懸濁注射剤や持続作用を期待する薬剤など）もあります。具体的には、オクトレオチド（サンドスタチン®）やリスペリドン（リスパダール®）、ヒドロキシジン（アタラックスP®）などです。事前に添付文書をよく確認しましょう。

ベテランナース

筋肉内注射後の指導

トラブルは遅れて発生してくることもあります。医療スタッフの目の前で観察するのみならず、患者さん自身が気をつけられるように指導をしましょう。

●筋肉内注射の目的や注意事項の理解度を確認する

使用した薬剤によって、注射後の注意事項も変わってきます。以下の点について、患者さんの理解度を確認し、声がけしていく必要があります。

- ・どんな薬剤を注射したのか
- ・注射を行った場所（いつもどの場所に注射しているか）
- ・注射の持続時間や有効期間
- ・絆創膏をはがす時期

注射をしたことで起こりうる症状などをあらかじめよく説明しておくことは大切です。例えば、解熱鎮痛薬を投与した後はふらつきや眠気などを生じる場合があるので、車の運転を避けるように指導します。

●帰宅後の生活上の注意事項を説明する

帰宅後には、以下の点に注意してもらうようにしましょう。

- ・薬剤によっては、しこりになることがあることを伝え、痛みやしこりが気になる時は注射部位を軽くもんでいいことを説明する。
- ・皮下出血した場合も、数日かけて吸収されていくことを説明する。
- ・入浴は可能です。
- ・気分不快やアレルギー症状などが出現した場合の対応。
- ・皮膚のトラブル（発赤、疼痛、かゆみ、潰瘍形成など）が見られた場合の対応。
- ・しびれが強くなったり、持続したりする場合の対応。

アレルギーや、重篤な皮膚・神経のトラブルが出現した場合には、病院への連絡または速やかな受診が必要です。病院連絡先や、体調不良時に無理をしてはいけない旨を、よく伝えておきましょう。

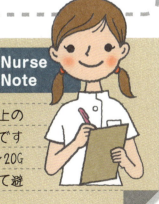

注射後の入浴禁止？

かつては共同浴場の利用率が高かったことから、衛生上の問題で注射後の入浴は禁止とされることが多かったそうですが、現在ではそのようなことはありません。太い針（18〜20G以上）を使用した場合や、そもそもの患者さんの病態として避けるべき場合を除いて、入浴は可能です。

Nurse Note

合併症

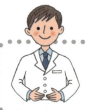 筋肉内注射は注射手技の中では、合併症が比較的多い部類に入ります。筋肉内注射に関連する合併症は、きちんと把握しておきましょう。

筋肉内注射の合併症

筋肉内注射の一般的な**合併症**は以下のようなものが挙げられます。

・血管損傷による出血や皮下血腫
・筋拘縮症（特に小児への大腿四頭筋注射の場合）
・神経損傷による麻痺やしびれ
・注射部の硬結（しこり）
・アレルギー反応（アナフィラキシーショックなど）

筋肉内注射は、皮下注射と異なり刺激性の強い薬剤が投与できる反面、組織の硬結も起こりやすい傾向があります。また、深くまで針を進めるため、神経・血管の損傷リスクも比較的高くなります。

このようなリスクをしっかり認識し、患者さんに理解してもらったうえで、適切な注射部位の選択をすることが大切です。

合併症に対する対応

注射中に、血液の逆流、神経刺激症状、疼痛の増大を認めたら、薬液注入はすぐに中止し、抜針します。こうすれば、重大な事故につながることは、まずありません。重大な神経や血管の損傷事故は、ほとんどが患者の訴えを無視して、無理に手技を続けた場合に生じます。

もともと出血傾向のある患者さんや、抗凝固剤を服用している方で、穿刺部から出血がみられた場合には、穿刺部をガーゼでしばらく押さえます。最後に、止血確認を行えば問題ありません。血種は自然に吸収されて消失することも、申し添えておくといいでしょう。

その他、大きなトラブルが生じた場合には、いかなる場合も一人で処理しようとせず、上司の看護師や医師に速やかに報告することが大切です。

静脈内注射、点滴静脈内注射のテクニック

静脈内注射・点滴静脈内注射の準備、
手技とコツ、観察の注意点をみていきます。
輸液ラインの扱い方も登場します。

目的と特徴

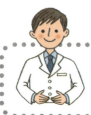

静脈内注射の目的と、その特徴を確認しておきましょう。

静脈内注射の目的

静脈内注射は、幅広い医療シチュエーションで頻用されます。病院における治療の基本土台であるといっても過言ではありません。

・薬剤を反復的に投与する必要があるとき。
・薬剤を持続的に投与する必要があるとき。
・電解質などの体液の質的な異常を是正するとき。
・脱水や出血など、体液量異常に対する補液。
・水分や栄養の補給。

患者さんの状態により輸液の速度は異なります。一般的には50〜250ml/時間程度のスピードすべてを挙げることはできませんが、静脈内注射は以下のような目的のために行われます。

で緩徐な輸液が行われますが、出血やショックのある患者さんに対しては急速輸液が行われます。

静脈内注射の特徴

静脈内注射には1回のみの**薬液注入**（ショット）と、**持続注入**（点滴静脈内注射）とがあります。

末梢静脈路から血管内に投与された薬剤は、末梢静脈➡右心➡肺循環➡左心➡体循環という経路をたどって全身に行き渡ります。薬剤が全身に広がるまでの時間は5〜10分と迅速で、薬剤によっては投与直後から薬効が現れます。

他の注射法に比べても、薬効発現は一番速やかで、確実な作用が期待できるため、最も効果的な投与方法であるといえます。いっぽうで、生命に危険のある副作用を引き起こす可能性も高いので十分な注意が必要です。

使用する器材

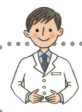

静脈内注射に用いる器材を確認しておきましょう。

静脈内注射（ショット）の場合

静脈内注射には、以下のものを用意します。

① 21〜23Gの注射針（直針または翼状針）
② 50mlまでのシリンジ
③ 薬剤（生理食塩水など後押し用も含む）
④ 駆血帯
⑤ 消毒綿
⑥ トレイ
⑦ 針捨てボックス
⑧ 注射用保護パッド（絆創膏）
⑨ 手袋

▼翼状針

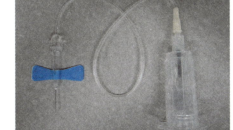

▼静脈内注射に用いる器材

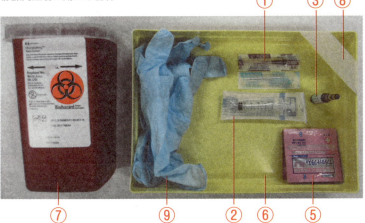

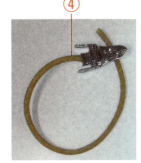

　ショットでの静脈内注射は、1〜2ml程度の少量の薬剤から、最大で50ml程度までの薬剤投与が可能です。少量投与の場合は、直針でも構いませんが、投与量が多めの場合は翼状針を用いるのがお奨めです。

　薬液量が多いときは、注入にどうしてもある程度の時間がかかるので、直針だと途中で針先がブレることで注入が不可能になってしまうことがあるからです。

点滴静脈内注射の場合

点滴静脈内注射には、以下のものを用意します。

① 18～24Gの留置針（静脈留置針）
② 薬剤および点滴ボトル
③ 点滴スタンド
④ 輸液ポンプ（必要時）
⑤ 駆血帯
⑥ 消毒綿
⑦ トレイ
⑧ 針捨てボックス
⑨ 固定用テープ
⑩ ドレッシング剤
⑪ 手袋や不織布
⑫ 注射器（必要時）

▼点滴静脈内注射に用いる器材

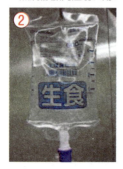
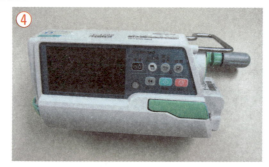
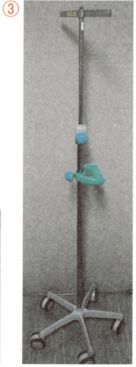
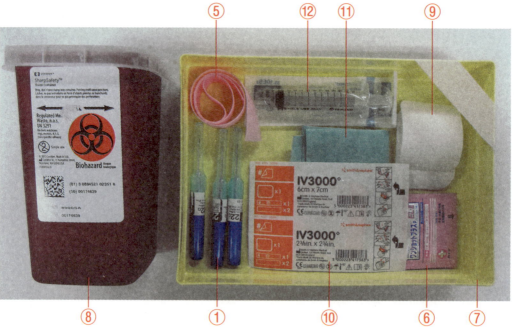

　点滴静脈内注射は、長い時間をかけて行うものなので、**留置針**を用いるのがポイントです。
　通常の病棟では22Gを用いるのが一般的で、輸血をすることも可能です。血管が細くて22Gが留置できない患者さんには24Gを用いますが、目詰まりを起こしやすく、輸血も不可能です。救急など、急速な輸液や輸血が必要となる可能性がある場合は、18～20Gの留置針を用います。

薬剤の準備

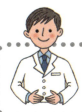
静脈内注射における薬剤準備の注意点をみていきましょう。

静脈内注射用薬剤の準備

以下の手順に従って薬剤を準備しましょう。

- **準備①** 準備台を環境クロスなどで清潔にする。
- **準備②** 石けん、アルコール消毒液を用いて十分な手指衛生を行う。
  皮下注射・筋肉内注射の項目と同様です。
- **準備③** 清潔なディスポーザブル手袋を装着する。
- **準備④** 注射指示箋を確認し、患者名・薬剤名・用量・注射方法を確認する。
  ミスのないように、ダブルチェックできちんと確認をします。
- **準備⑤** 清潔操作で薬剤（輸液ライン）を準備する。
  ショットの静脈注射の場合は、皮下注射・筋肉内注射と同様です。
  点滴静脈内注射の場合の輸液ラインの準備については、次項を参照してください。
- **準備⑥** 静脈内注射用の新しい注射針に付けかえる。
  実際の穿刺には、薬剤吸引時よりも細い針を用いるといいでしょう。
- **準備⑦** トレイに必要器材をまとめて持参する。

輸液ラインの準備

●ボトルの扱い方

　輸液ボトルの基本的な扱い方はバイアルと同様です。ただし、混合注射や点滴静脈内注射に使用されることを想定し、針差し穴にもIN（注入用）とOUT（流出用）の区別があります。
　以前は、OUTは菱形のマークなどで表されていましたが、区別がつきにくいということで、近年はわかりやすく「OUT」と表記されている製品もあります。
　このような指定位置がない場合は、ゴム栓の中央に刺入すれば問題ありません。

▼輸注口のゴム栓

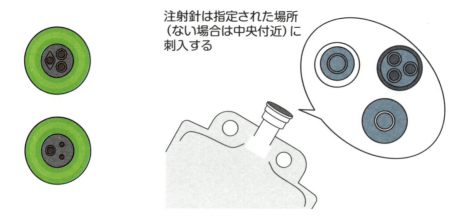

注射針は指定された場所（ない場合は中央付近）に刺入する

　輸液ボトルには、1種類の薬液だけの**単槽バッグ製剤**のほかに、**二槽バッグ製剤**も存在します。アミノ酸製剤などは化学変化を起こしやすいため、投与直前に混合する必要があり、このような形になっています。

▼二槽バッグ（ダブルバッグ）製剤

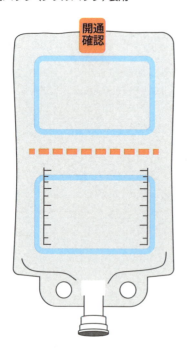

　二槽バッグ製剤は、使用時には必ず隔壁を開通させることが必要です。しかし、これを忘れて、下室の液のみ投与されてしまう事例が起こり得ます。

　このようなミスを防止するため、近年の製剤は、隔壁部を赤色線で目立たせたり、「開通確認」と表示されたシールが吊架孔を塞ぐように貼付されているといった工夫がされたりしています。

● **輸液ラインの準備**

準備① **クレンメを閉じる**

まず、輸液ルートのクレンメを閉じます。これを閉じておかないと、輸液ボトルに接続した際に、薬液が一気に流れてしまいます。開封時にクレンメは閉じていませんので、忘れないようにしましょう。

▼クレンメを閉じる

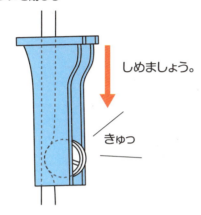

しめましょう。
きゅっ

準備② **三方活栓や延長チューブを接続する**

投与する薬剤の種類によっても変化しますが、基本的な形としては、次のような全体像となります。

▼三方活栓や延長チューブを接続する

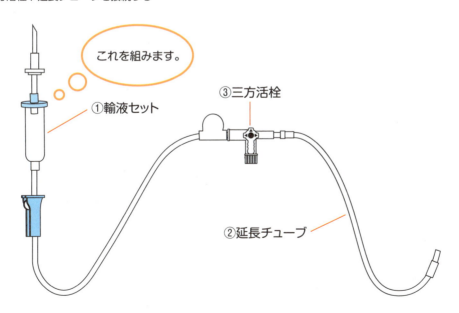

これを組みます。
①輸液セット
③三方活栓
②延長チューブ

準備③ 輸液ボトルと接続する
　輸液ボトルのゴム栓の指定の位置に、輸液ルートを差し込みます。

▼輸液ボトルと接続する

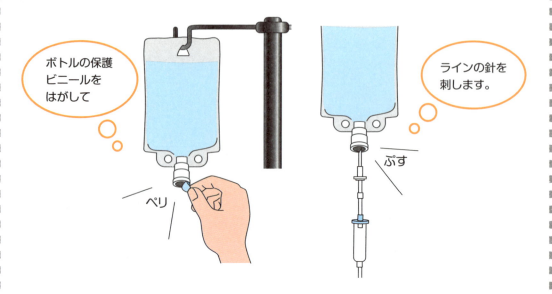

準備④ プライミングをする
　クレンメを閉じたまま、点滴筒を押して、点滴筒内に1/3〜1/2程度輸液を収容します。滴下の様子を観察するにはこれくらいが適切です。

▼プライミングをする

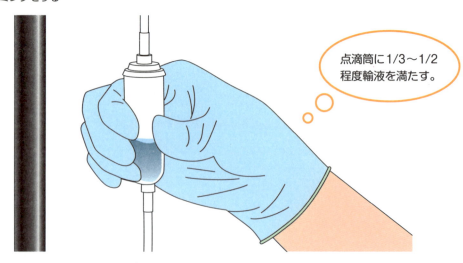

　次に、クレンメを緩やかに開放して輸液を流し、ルート先端まで満ちるようにします。先端から液が漏れ始めたら、すぐにクレンメを閉じます。これは**プライミング**という、患者さんの体内に気泡が入らないようにするための大切な作業です。

注射部位

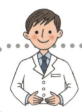

静脈内注射の部位と、その使い分けを確認しておきましょう。

➕ 静脈内注射の部位

点滴静脈内注射は、時間がかかる投与法ですので、固定性の優れる部位がルート留置に適しています。そのため一般的には圧倒的に前腕が選択されます。前腕に良好な血管がない場合には、上腕、手背といった部位が候補になります。下肢をあまり動かせない患者さんの場合などで、まれに足背が使用されることもあります。

いっぽう、ショットの静脈内注射の場合は、さほど時間はかかりませんので、採血と同様に、太い静脈が安定して確保できる肘窩（肘の反対側にある浅いくぼみ）がもっぱら選択されます。もちろん、自信があれば、前腕など他の部位を選択してもかまいません。

発達のよい血管が見当たらず、どうしても良好な穿刺部位が見つけられないときもあります。そんなときは、四肢を心臓より低い位置にして静脈怒張を促したり、温熱を行ったりすると穿刺が容易になることがあります。

ベテランナース

血管の穿刺を避けるべき特殊な条件がいくつかあります。
例えば、透析シャントがある側やシャント作成予定の上肢、乳がんなどの術後でリンパ節郭清が行われている側の上肢などは避けるようにしましょう。
また、脳血管疾患の既往があり、麻痺がある側は血管の発達が悪いことが多いため、一般的には避けますが、不穏などがある場合は、あえて麻痺側を使用する場合もあります。

先輩ナース

部位の選択

点滴静脈内注射におけるルート留置の部位選択には、いくつか注意点が挙げられます。

● **非利き腕を優先する**

ルートを留置した四肢は可動制限を受けるので、日常生活に支障をきたします。なるべくそれを軽減するために、非利き腕への留置が優先されます。万が一の神経損傷のリスクを考えたときも、非利き腕のほうが害は少ないといえるでしょう。

● **中枢側よりも末梢側を優先する**

末梢側での穿刺に失敗しても、その上流は血管が破綻していないので、まだルート留置が可能です。逆に、中枢側で失敗してしまうと、その下流はルート留置が不可能になってしまいます。

● **橈骨神経領域はなるべく避ける**

前腕末梢近くの内側は、優れた血管があることも多いのですが、橈骨神経の支配領域であり、避けるのが安全です。他によい場所がなく、やむを得ずここを選択する場合も、無理はせずに、患者さんが強い痛みを訴えるようならすぐに撤退することが重要です。

▼橈骨神経領域

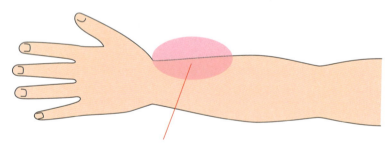

前腕末梢近くの内側は痛みをともなうことが多く、神経損傷のリスクも高いのでなるべく避ける

刺入方法

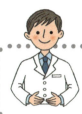
静脈内注射の実際の手順と注意点をみていきましょう。

静脈内注射の手順

手順①　確認
患者さんのネームバンド、氏名、誕生日などの確認を行います。理想的には、患者さん自身に氏名を言ってもらうべきです。また、**改めて注射指示箋を確認**しましょう。

手順②　穿刺部位の観察
穿刺部の皮膚にトラブルがないかを確認します（問題があるなら場所を変える）。
消毒綿で皮膚を内側から外側に向かい消毒します。

手順③　駆血〜穿刺
駆血帯（くけつたい）を用いて、適切な強さで駆血を行います。動脈は圧迫せずに、静脈だけが遮断されるのが理想なので、**腕が細い患者さんでは弱めに、腕が太い患者さんでは強めに駆血をする**のがポイントです。
手を何度かグーパーを繰り返してもらい、最後はグーの形にしてもらいます。こうして良好な血管の怒張が得られたら、針を刺します。コツや注意点は次項を参照してください。

▼静脈の穿刺

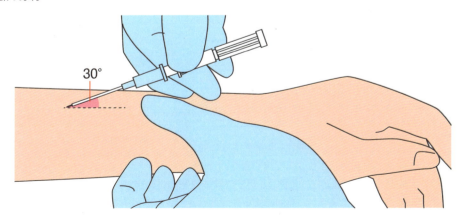

| 手順④ | 薬剤・輸液の注入 |

ショットの静脈注射の場合は、少しだけシリンジに陰圧をかけてみて、血液が逆流してくることを確認します。スムーズに血液が上がってくるようなら、針先はしっかり血管内に位置していますので、**ゆっくり薬液を注入**していきます。

50mlなど、投与量が多めの場合には、上記の陰圧による確認作業を、ときどき途中で行うこともよくあります。

▼血液逆流の確認

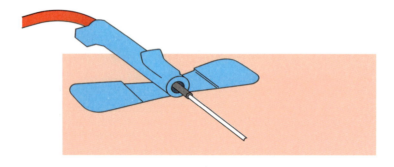

点滴静脈内注射の場合は、輸液ラインを留置針に接続します。針先が動かないように注意しながら、**ルートの脱落事故が起きないようにきちんとロック**します。

▼ロックによる脱落事故防止

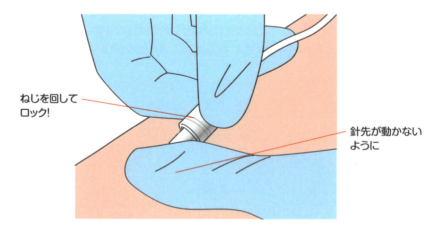

ねじを回してロック!

針先が動かないように

| 手順⑤ | 注射後 |

ショットの静脈内注射の場合、薬剤を注入し終えたら、抜針します。針は、リキャップせず、穿刺者自身が針捨てボックスに捨てます。

穿刺部を3〜5分ほど圧迫止血し、最後に絆創膏を貼付します。

点滴静脈内注射の場合は、輸液の滴下を開始します。滴下がスムーズであるか、刺入部付近に腫脹や疼痛が出現してこないかどうかを観察しましょう。

ルート留置のコツ

　初心者のうちは、ルート留置は失敗もしやすく、手技の一つの難関といえます。上達が早くなるためのコツを知っておきましょう。

●血管の選択

　上級者は、「刺す技術が上手い」という以上に「穿刺に適する血管を探すのが上手い」という要素を必ず兼ねそろえています。

　ルート留置に向く「よい血管」とは、「よく触れる血管」です。はじめのうちは、皮膚表面近くを走行していて、青っぽく視認することができる血管に飛びついてしまいがちです。しかし、実際には、十分壁の厚みと太さがあるのは、「(見えなくても)触れる」血管なのです。はじめはとっつきにくいかもしれませんが、このような血管の穿刺に慣れることが上級者への近道です。

　また、太い血管は、おしなべて真っ直ぐに長い距離を走行しています(血管の太さと長さは比例します)。ですから、この点でも「触れる血管」はルート留置に適するのです。

●姿勢の改善

　患者さんと術者の姿勢は、ともに練習時と同じような理想的な配置にするように、なるべく心がけましょう。血管の穿刺は、針先数mmのブレが失敗につながるデリケートな作業なのですから、そもそも姿勢が悪くては元も子もありません。

　以下の点に注意するといいでしょう。

・患者さんのベッドや、注射台の高さ。高すぎたり、低すぎたりしていないか。
・穿刺する四肢の外転や伸展具合はどうか(少し腕を回転させたり、伸ばしたりするだけで大幅にやりやすくなります)。
・術者は肩の力を抜き、わきを締め、血管に対して真正面から正対しているか。

▼ベッドが低すぎる場合

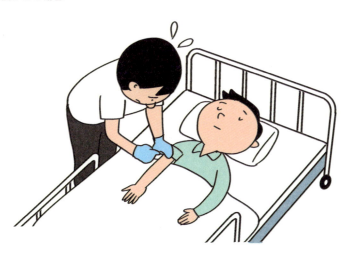

ベッドの高さが低すぎると、穿刺者がかがむ姿勢になり、スムーズに穿刺できない。

▼外転が不足している場合

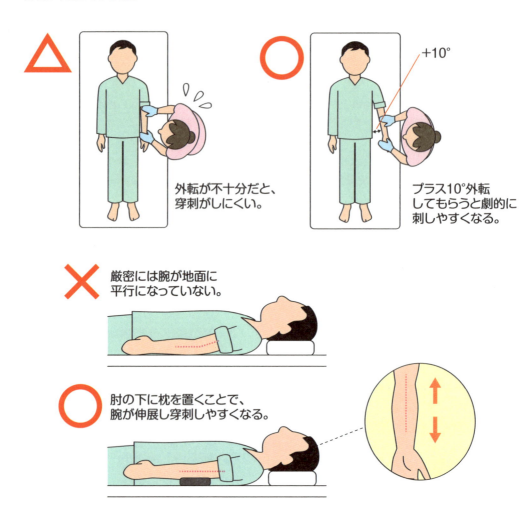

▼術者の姿勢の改善

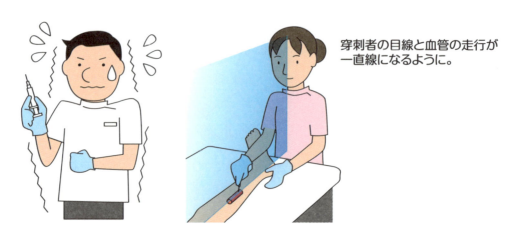

●血管の固定

穿刺を成功させる上で、血管の固定は極めて重要です！初心者の頃は、特にこの「血管の固定」が、おしなべて下手なので、失敗の大半の原因がここにあるといっても過言ではありません。**固定の瞬間だけは頭の中で「固定、固定…」と連呼するつもりでいましょう。**

血管の固定で重要なことは、「血管それ自体を真下にひっぱる」つもりでテンションをかけるということです。いくら表面の皮膚だけをあさっての方向に引っ張っても意味がありません。**皮膚の下にある血管を「ピンと張らせる」**というイメージを持ちましょう。

▼血管にテンションをかける

> 針を持っていないほうの親指で、穿刺点の3cm程度下方、血管のすぐ傍らを押さえる。そして「血管そのものを引っ張る」というイメージで、強く真下に引く。

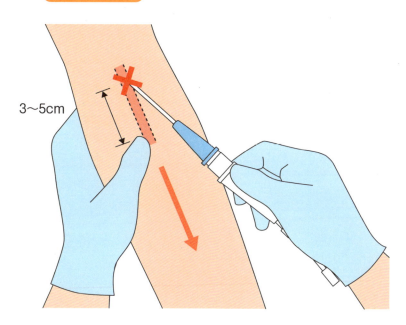

基本のフォーム

3〜5cm

●穿刺の角度

大基本となる角度は「30度」です。普通の血管なら、オールラウンドに対応できます。自分の利き手（針を持つ手）をどんなふうにすれば30度くらいになるのか、横から見て確認し、その形がすぐにつくれるようにあらかじめ練習しておきましょう。

▼基本の穿刺角度は30度

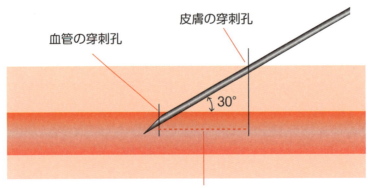

もちろん、患者さんの皮膚や血管の状態によって、適宜調節が必要です。細くて弱い血管が浅い位置にある場合には10〜20度、太くてしっかりした血管が深い位置にある場合には45度程度まで大きくすることもあります。

▼状況によって角度を調節

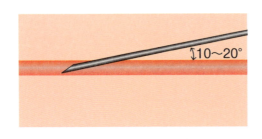 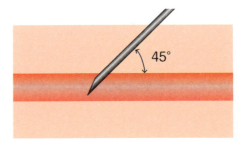

●逆血確認後、針先を進める

針の先端が血管前壁を貫いたら、逆血（バックフロー）が確認できます。しかし、ここでお終いではありません。この時点では針先はまだ中途半端な位置なので、もう数mmは進めないと、安定しないのです。

しかし、刺入角度のまま進めてしまっては、血管後壁を破ってしまいます。ですから、針を十分に寝かせて、数mm進めます。留置針の場合は、このとき外筒が血管壁を乗り越える感覚（少し抵抗が強くなって直後に和らぐ）が得られることもあります。

▼逆血が見られたら針を寝かせる

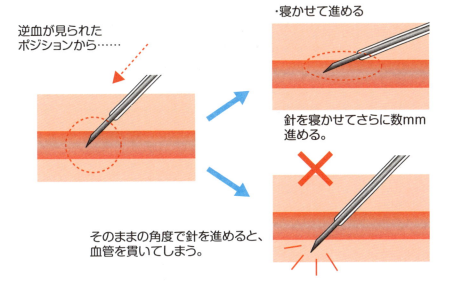

翼状針など、通常の注射針の場合はここまでで完了です。

留置針の場合は、さらに内筒をわずかに抜いたうえで、残った内筒をガイドにして外筒を十分に挿入します。外筒の挿入も乱暴にやると血管を損傷してしまうので、ゆっくりと愛護的に行いましょう。

▼外筒の挿入

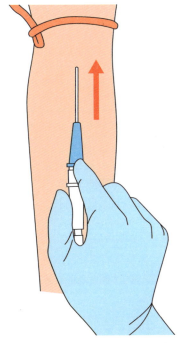

右手の第2指でカテーテルハブの部分を軽くはじいて押し出す。

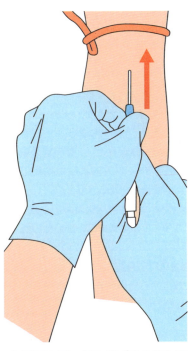

左手でカテーテルハブをつまんで前に押し出す

合併症

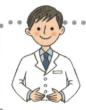

静脈内注射は、医療手技としての頻度が高いため、結果的に遭遇する合併症も頻度が高くなります。中には重篤なものもありますので、正しく対応できるようになりましょう。

静脈内注射の合併症

●血管外漏出・静脈炎

輸液が血管内に注入されず血管外（多くは皮下組織）に漏れることを**血管外漏出**と呼びます。血管外漏出が起きた場合、刺入部やその周辺に以下のような症状を認めます。

- 疼痛（とうつう）
- 発赤（はっせき）
- 腫脹（しゅちょう）
- 硬結（こうけつ）
- 輸液の落ちが悪い
- 逆血がない（シリンジで押し引きしてみても）

漏出初期には刺入部やその周辺の発赤や疼痛、腫脹が見られ、薬剤によっては数時間から数日後に炎症が進行します。ときに、水疱（すいほう）形成や硬結・潰瘍（かいよう）・壊死（えし）に至ることもあります。

これに対して、**静脈炎**とは、静脈壁内膜が炎症をおこす病態です。刺入部より中枢側の血管に沿って発赤や疼痛が出現します。

静脈炎の症状はときに血管外漏出と似ていることがあります。また、実際に、血管壁の肥厚や血管収縮による血管の閉塞（へいそく）によって滴下不良や血管外漏出の原因にもなります。

静脈内に正しく留置した針は、しっかり固定されていれば簡単に抜けたり、輸液が漏れたりしてしまうことはあまりありません。

しかし、血管が細くもろい高齢の患者さんや、生体刺激性の強い薬剤を投与している場合には、これらの合併症が起こりやすくなります。

●その他の合併症

穿刺失敗による出血や皮下血腫、神経損傷による麻痺やしびれ、アレルギー反応などについては、皮下注射・筋肉内注射と同様に起こり得るので注意が必要です。

合併症に対する対応

　注射中に、神経刺激症状、疼痛の増大を認めたら、すぐに作業を中止して抜針します。こうすれば、重大な事故につながることは、まずありません。重大な神経の損傷事故は、ほとんどが無理に手技を続けた場合に生じます。

　失敗した血管穿刺部では出血は必発ですが、ガーゼでしばらく押さえて、止血確認を行えば問題ありません。血腫は自然に吸収されて消失することも、申し添えておくといいでしょう。

　血管外漏出・静脈炎が起きた場合には、なるべく速やかに対処し、組織の状態悪化を最小限に抑える必要があります。

　輸液ポンプを使用している場合には、刺入している血管にトラブルがあっても、しばらくの間はアラームがなることなく薬液を押し続けます。発見が遅れやすいので、刺入部位の観察はとても重要です。

　血管外漏出・静脈炎が起きた場合は、以下のポイントに従って対応しましょう。

・すぐに輸液を中止して抜針する。
・適宜、患部の冷却（冷却枕や冷湿布の使用）、患肢を持ち上げる。
・患部の皮膚の観察・処置を継続する。
・再度ルート確保が必要なときは、反対側の手にするなど、同一部位や同じ血管を避ける。

　大きなトラブルが生じた場合には、いかなる場合も一人で処理しようとせず、上司の看護師や医師に速やかに報告することが大切です。

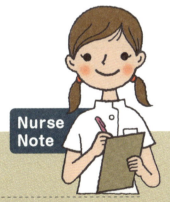

1分間あたりの滴下数

　点滴静脈内投与で、輸液ポンプやシリンジポンプを使わない場合、クレンメで滴下スピードを調節します。以下の計算式に従って1分間あたりの滴下数を算出し、さらにキリのよい秒数で割って1〜数秒あたりの滴下数を求めます。

成人用ラインの場合：輸液量(mL)÷時間(分)×20＝1分間の滴下数
小児用ラインの場合：輸液量(mL)÷時間(分)×60＝1分間の滴下数

MEMO

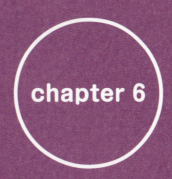

採血のテクニック

採血の準備、実際の手技、注意点をみていきましょう。
当たり前の医療手技のようですが、意外と奥は深いです。

血管の部位と選び方

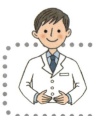

採血に適する血管の部位と、その選び方を知っておきましょう。

採血部位と選択

採血は長時間かかる医療手技ではありませんので、可動部位の血管で問題ありません。すなわち、太い静脈が安定して存在する肘窩が、一般的に選択されます。

▼穿刺部位

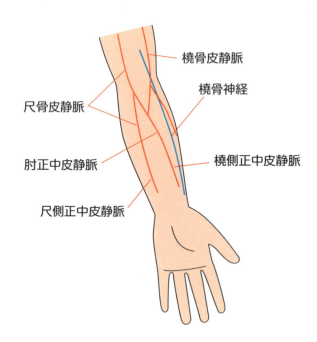

橈骨皮静脈
橈骨神経
尺骨皮静脈
肘正中皮静脈
橈側正中皮静脈
尺側正中皮静脈

基本的に、肘窩を走行する静脈から確実に穿刺できそうなものを選択すればよいのですが、合併症リスクの観点からは、以下の優先順となっています。

第1選択：橈側皮静脈（親指側）
第2候補：肘正中皮静脈
第3候補：尺側皮静脈（小指側）

橈側皮静脈は、もっとも安全に穿刺することができます。

第2候補の肘正中皮静脈は、発達も優れていることが多いですが、正中神経が近くを走行している場合があるので、無理な探り方だけはしないように気をつけます。

尺側皮静脈には、正中神経や上腕動脈の走行が近く、もっともリスクが高い血管です。なるべく前二者を選択するようにしましょう。

肘窩によい静脈がない場合には、他の部位から良好な血管を探すようにします。ただし、肘窩よりも優れた血管はなかなか存在しないことも多いです。その場合は、採血困難例ということで、医師に報告して対応を検討しましょう。

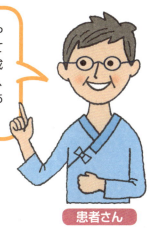

患者さん

何度も採血をされていると、うまくいきやすい血管の場所が自分でも結構わかってきます。「いつもここで刺してもらうと成功しやすいです」という希望があったら、臨機応変にそれに対応してもらえるとありがたいです。

column

小児の採血

小児でも、一般的には成人同様に肘静脈が使用されます。しかし、新生児や乳児では血管が細すぎて、これは困難です。

このような場合には、毛細血管からの採血を行います。例えば、毛細血管が豊富な足底の内側部・踵部に小さな傷をつけ、周囲を圧迫して滲み出てきた血液を検査に提出します。他にも耳たぶや指先で同様の手法を行うこともあります。

使用する器材

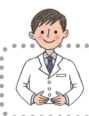

採血に用いる器材を確認しておきましょう。

採血に用いる器材

筋肉内注射には、以下のものを用意します。

① 21〜23Gの注射針（直針または翼状針）
② 採血量に応じたシリンジまたは真空管採血用ホルダー
③ 採血用スピッツ
④ 駆血帯
⑤ 消毒綿
⑥ トレイ
⑦ 針捨てボックス
⑧ 注射用保護パッド（絆創膏）
⑨ 手袋や不織布

▼採血に用いる器材

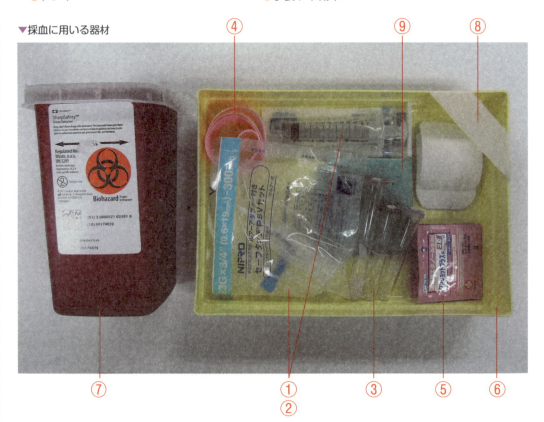

▼採血に用いる器材

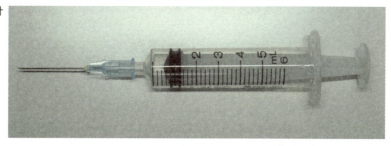

- 直針

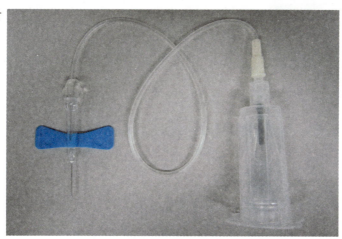

- 翼状針

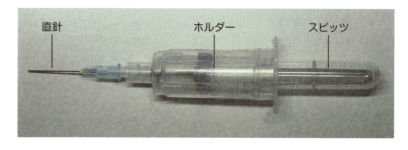

直針　ホルダー　スピッツ

　採血は、針を直針にするか翼状針にするか、およびシリンジを用いるか真空管を用いるかで、計4パターンあります。
　直針はコストが安く、**翼状針**は少し高価ですが針先がブレにくく採血が安定しやすい特徴があります。**真空管採血**は、自動で血液を適量吸い上げてくれる便利な器材なので一般的に適応となります。しかし、採血と静脈内注射を同時に行いたい場合などはシリンジのほうが効率的であることもあります。コストや患者さんの状態などの観点から、適切な組み合わせを選びましょう。
　消毒綿は、基本的にアルコール綿を使用しますが、皮膚に合わないという患者さんにはクロルヘキシジンを用います。穿刺直前まで不明の場合は、両方用意しておきましょう。

column

「5つのR」と「3回確認」

　注射を代表とする薬剤投与に関連する医療事故を防ぐためには、以下の「**5つのR**」と「**3回確認**」を心がけましょう。

▼5Rと3回確認

5つのR（right＝正しい）
何を確認するのか

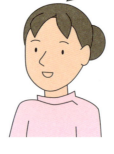

- Right Patient（正しい患者）
- Right Time（正しい時間）
- Right Drug（正しい薬物）
- Right Dose（正しい量）
- Right Route（正しい方法）

3回確認のルール　いつ確認するのか

1回目の確認
薬物を取り出すとき

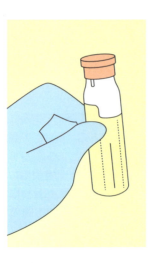

2回目の確認
注射器に薬物を吸い上げるとき

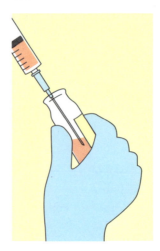

3回目の確認
薬物の容器を廃棄するとき

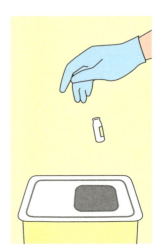

採血の手順

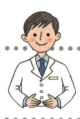

採血の実際の手順と注意点をみていきましょう。

静脈内注射の手順

手順① **確認**
患者さんのネームバンド、氏名、誕生日などの確認を行います。理想的には、患者さん自身に氏名をいってもらうべきです。
また、**改めて採血指示箋（提出する検査項目と対応するスピッツ）を確認**しましょう。

手順② **穿刺部位の観察**
穿刺部の**皮膚にトラブルがないか**を確認します（問題があるなら場所を変える）。
消毒綿で皮膚を内側から外側に向かい消毒します。

手順③ **駆血～穿刺**
駆血帯を用いて、適切な強さで駆血を行います。**腕が細い患者さんでは弱めに、腕が太い患者さんでは強めに駆血**しましょう。
手を何度かグーパーを繰り返してもらい、最後はグーの形にしてもらいます。こうして**良好な血管の怒張**が得られたら、針を刺します。
これらの方法やコツは静脈内注射と同様です。

▼静脈の穿刺

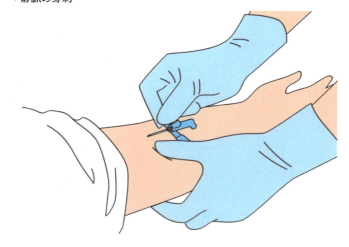

手順④ 血液の採取
　真空管採血の場合は、ホルダーにスピッツを順番に挿入していきます。スピッツの交換時に針先がブレてしまいやすいので、注意しましょう。
　シリンジ採血の場合は、急ぎ過ぎると溶血の原因になるので、ゆっくりとシリンジに陰圧をかけるようにします。
　血液を採取している最中は、患者さんの手の力は抜いて（パーにして）もらって構いません。

手順⑤ 採血後
　十分に血液がとれたら、抜針します。穿刺部を3～5分ほど圧迫止血し、最後に絆創膏を貼付します。元気な患者さんなら、自分自身で押さえてもらっても構いませんし、止血バンドを使用することもあります。

Nurse Note

採血用スピッツの最も代表的な4つ（血算、生化学、血糖、凝固）

- **血算**
  赤血球、白血球などの血球数をみる。検体として「全血（取ったそのままの血）」が必要なので、抗凝固剤としてEDTA-2Kの粉末が入っている。

- **生化学**
  栄養状態、肝機能、腎機能、電解質など、一般的な生化学的項目をみる。検体として「血清（血漿からさらに凝固因子を除いたもの）」だけが欲しいので、血清分離材（下方の半透明の物質）や凝固促進剤（フィルム）が入っている。

- **血糖**
  血糖やHbA1cをみる。検体として「全血」が必要で、抗凝固剤としてフッ化ナトリウム（解糖の防止作用もある）が入っている。

- **凝固系**
  プロトロンビンやトロンビンなど、凝固系の働きをみる。検体として「血漿（全血から血球を除いたもの）」が必要で、抗凝固薬としてクエン酸ナトリウムが含まれる。示されている線まできちんと検体をとらないと正確な測定ができないので注意。

採血のポイント

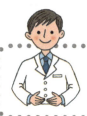

採血のコツは概ね静脈内注射と同様ですが、採血ならでは注意点もあります。

採血のコツ

●逆血確認後、針先を進める

針を穿刺し逆血が確認できたら、針を寝かせてさらに数mm進めたところで固定します。

採血は、静脈内注射よりは要件が甘く、針先が中途半端に入っている状態でも一応血液は出てきます。しかし、その流出力は弱く、途中で止まってしまったり、凝固してしまったりする原因にもなります。

ですから、手技を安定させるためには、やはり静脈内注射時と同様、少しだけ針を進めることが必要です。

●3点固定法

直針を用いた採血は、ちょっとしたことで針先が動いてしまう傾向があります。針先がブレると、せっかく正しく入れた針から血液が出てこなくなってしまいます。これが起こらないように、以下のように**3点固定法**で、しっかりと位置関係を保つようにしましょう。

- 利き手の第1指と第3指でホルダー（シリンジ）をはさみ、第2指は針とホルダー（シリンジ）の接続部に添えるように注射器を持つ。
- 第3〜5指を枕にするようにしてホルダー（シリンジ）を患者の前腕に当てる。針の根元に当てた第2指も、患者の前腕の屈側に接触させる。

▼3点固定法

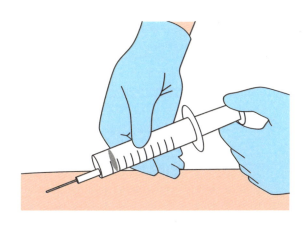

採血の注意点

●スピッツの順番

スピッツに血液を入れていくときには、正しい順番があります。

▼スピッツに血液を入れる順番

真空管採血	生化学 ➡ 凝固 ➡ 血算 ➡ 血糖
シリンジ採血（からの分注）	凝固 ➡ 血算 ➡ 血糖 ➡ 生化学

簡単に理屈をみておきましょう。

採血において、血液流出の勢いは時間とともにだんだん弱まっていくので、作業の後半ほど血液は凝固しやすいという性質があります。ですから、「凝固しては困る」順にスピッツに入れていくのが妥当なので、「凝固→血算→糖」という順番が基本となります。

生化学検査は、血清を用いるため、血液が凝固してしまっても問題ありません。実際、シリンジに全量の血液を採ってから分注する場合には、生化学は最も優先度が低く、最後になっています。

しかし、真空管採血の場合は、逆に生化学は最初にします。これは、穿刺直後に出てきた血液には損傷した細胞からの組織液が若干含まれていて、これが凝固系に影響してしまうことがあるからです。

●点滴静脈注射が行われている側は使用しない

これは初心者のうちは結構ミスしやすいポイントです。入院患者さんなどで、既に片方の腕から点滴静脈内注射がされているとき、その同じ腕からは採血はしないようにします。

これは、輸液の成分が混入したり、輸液によって血液が薄まってしまったりすることがあるからです。これで異常なデータが出ると、採血やり直しになってしまいます。

●入院患者の採血は朝食前の安静な状態で

日内変動、食事、運動、体位の変動などで臨床検査値に変化が見られることがあります。入院患者さんは、そのようなデリケートな項目が観察されていることも多いので、なるべく朝食前で身体を動かしていない一定の時間帯に採血を行うようにします。

逆に外来患者さんの場合は、そこまで厳密な指示は現実的ではありません（本当に必要な場合は、医師から指示が出ます）。しかし、情報としては、何時間前に最後の食事を摂ったか、薬を内服したかといった情報は収集しておくといいでしょう。

事故の予防と対処

医療手技に合併症はつきものです。
起こりうる事故の未然の防止策、
起こったときの正しい対応がともに重要です。

アレルギー、神経血管損傷

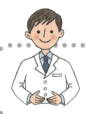

これまでにも何度か出てきた、重要な合併症であるアレルギーと神経血管損傷について確認しておきましょう。

薬物アレルギー

アレルギーとは、免疫反応が特定の抗原に対して過剰に起こる病態です。そして、この中でも、急性の全身性かつ重篤なアレルギー反応のひとつに**アナフィラキシー**があります。アナフィラキシーはしばしばショック状態を伴い、**アナフィラキシーショック**と呼ばれ、生死にかかわります。

薬物は、生体にとっては異物です。いかなる場合も薬物を投与するときには、アレルギー反応が起きうるということを肝に銘じておく必要があります。もちろん、これはアレルギーのみならず、薬物に関連して生じる有害事象すべてに共通することです。

薬物アレルギー（およびその他の有害事象）に関連する事故を予防するためにもっとも重要なことは、事前の問診です。

以下の質問法に従って、患者さんや家族に既往歴を確認する癖をつけましょう。

- オープンクエスチョン ：「これまでに体に合わなかった薬などはありますか？」
- クローズドクエスチョン：「これまでに、（今回投与する）薬剤○○が体に合わなかったことはありませんか？」

「アレルギー」や「アナフィラキシー」といった専門用語ではなく、「体に合わない」といった平易な言葉遣いにするのもポイントです。

そして、薬剤投与後は、注意深く患者さんの様子を観察します。副作用が出現したら、すぐに医師に報告し、適切な対処を行えば重大な事故に至ることを防止できます。

もし特定の薬物に対して有害事象が発生したら、今後のために、必ず診療録にその旨を記載し、医療スタッフ全員が共有できるようにします。

ラテックス（手袋）アレルギーや消毒用アルコールに対するアレルギーについても同様です。

神経血管損傷

　神経血管損傷のリスクは、正しい手技手順で行えば発生確率は非常に低くなりますが、医療行為に「絶対」はありません。

　まず前提として重要なことは、患者さんへの説明です。患者さんは、「針穿刺には危険が伴う」という認識が低い場合がしばしばあります。そして、「こんなことになるなんて、聞いていなかった！」といってトラブルになるのです。

　ですから、穿刺を実施する前にリスクの説明を行うことが必要です。これは、患者さんが穿刺に伴う異変に、より早く気付く助けにもなります。ポスターやパンフレットで啓蒙に努めるのも一つの手です。

　また、実際の手技においては、患者さんの希望や状態はよく確認しましょう。抗凝固薬の服用をしているか、血管の出やすい部位はあるか、透析のシャントはないか、既に点滴静脈内注射を受けていないかといった点を踏まえて、臨機応変に対応する必要があります。

　例えば、非利き腕に透析シャントがあるなら、採血や注射は原則を外れて反対側（利き腕側）の腕にしなければなりません。

　そして、動脈や神経の走行をなるべく避けて穿刺を行うことは既に解説したとおりです。

　患者が「ひびく」「ビリッとした」「しびれる」「痛い」といったことを訴えたら、ただちに針を抜きます。訴えを無視して無理をしなければ、重大な事故につながることはまずありません。軽度の神経損傷であれば自然に治癒します。

　内出血・皮下血腫は、止血を十分に行えばほとんど問題は起こりません。易出血傾向のある患者さんには5分以上、入念に圧迫止血をしましょう。仮に動脈を誤穿刺してしまった場合でも、対応は同様です。

　実際に大きな神経血管損傷が発生したと考えられる場合には、医師や責任者に報告し、施設ごとの医療安全マニュアルやフローチャートに従って落ち着いて対応しましょう。

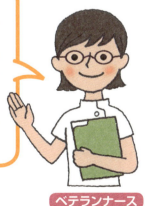

例えば採血の場合、穿刺部位の痛みが遷延するのが概ね4,500回例に1例程度、実際に針が神経に触れてしまい神経障害性疼痛がおこるのが3万例に1例程度、その中でも重篤な障害が残るのが150万例に1例程度という統計結果があります＊。
難治性の疼痛には、ビタミンB12、NSAIDなどの消炎鎮痛薬、プレガバリン（リリカ®）などの投薬で対応されます。

ベテランナース

＊参考文献 Pain Med. 2012 Dec;13(12):1627-30.

感染防御

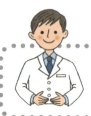
近年は、簡便な針穿刺手技でも、感染防御の重要性が強調されています。

スタンダードプリコーション

現在、医療現場では**スタンダードプリコーション**という概念が浸透しています。

これは、スクリーニング検査によって明らかとなる感染症の有無に関わらず、未知の感染症に対しても予防策を講じるという考え方です。

こうした感染予防策は、患者さんに無用な感染症を引き起こさないためにも、病原体を他の患者さんへと伝播させないためにも、また、医療スタッフ自身を感染症から守るためにも、しっかりと行う必要があります。

標準的な感染防御策は、マスク・手袋・ゴーグル・ガウンの着用、そして**手指衛生**が挙げられます。手指衛生の方法は、皮下注射の章を参照してください。

▼標準的な感染防御策

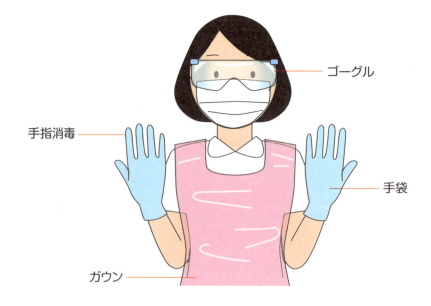

標準の予防策はこの5つです。

column 手指衛生のタイミング

適切な感染防御を実現するために、手指衛生は、以下の5つのタイミングで行う習慣をつけておきましょう。

▼手指衛生のタイミング

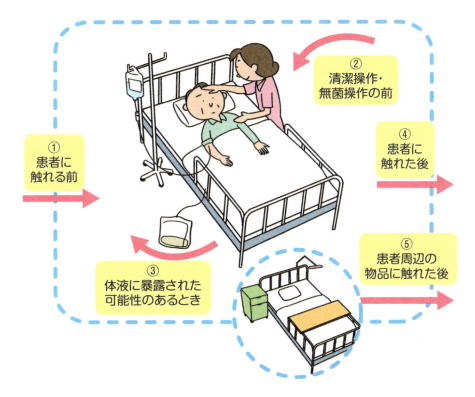

① 患者に触れる前
② 清潔操作・無菌操作の前
③ 体液に暴露された可能性のあるとき
④ 患者に触れた後
⑤ 患者周辺の物品に触れた後

感染が起こる要素

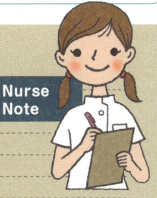

Nurse Note

感染が起こる要素として、以下の6要素の連鎖を考える。
①病原体、②病原体を保有する宿主、③病原体の出口（元の宿主）、④感受性を持つ宿主、⑤病原体の入口（新たな宿主）、⑥感染経路

この中でも、看護業務上重要なのは①④⑥で、これらに応じて、(A)感染源の除去、(B)感染経路の遮断、(C)感受性宿主への対応が院内感染対策としてよく挙げられる。

迷走神経反射

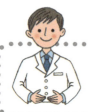
採血が苦手な患者さんは、迷走神経反射を起こし、ときに転倒などの大きな事故につながることもあります。

✚ 血管迷走神経反射性失神

迷走神経反射とは、外界からの刺激が迷走神経（副交感神経）の求心性線維により中枢に伝わり、遠心性線維が末梢の各臓器や効果器に反応を起こす反射です。

本来は、生命維持のための防衛反応としての役割を持っていますが、これが過剰となると、徐脈と脳血流不足を来たし、意識を失う発作となります。これを、**血管迷走神経反射性失神**と呼びます。

血管迷走神経反射性失神は、立位や座位で発症することが多く、様々なストレス（長時間の起立、疼痛、驚愕、怒り、予測外の視覚・聴覚刺激、排便・排尿、咳など）が引き金になるとされています。注射や採血などの医療手技は、その疼痛や緊張も大きいので、誘因の一つとして挙げられます。

✚ 迷走神経反射に対する対応

血管迷走神経反射性失神それ自体は予後良好ですが、転倒してしまったら頭部打撲や骨折などの重大な問題を生じうるので、配慮が必要です。

まずは、患者さんの不安を和らげるような、親切で丁寧な接し方を心がけましょう。

次いで、血管を穿刺しやすいリラックスした姿勢をとってもらいます。椅子は転倒を防止するために背もたれのあるものが望ましいでしょう。以前に、針穿刺で気分不快や転倒をした既往のある方は、あらかじめ臥位で処置を実施するようにします。

実際に、気分不良を起こした場合には座位または、横臥位（＋下肢挙上）の姿勢で休んでもらいます。しばらくすれば回復することがほとんどですが、失神や打撲を来した場合には医師や責任者に報告しましょう。

針刺し事故

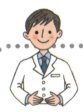

針を扱う医療手技に、針刺し事故はつきものです。正しい予防と対処を知っておきましょう。

✚ 針刺し事故

注射や採血など、針を使って処置する医療シチュエーションは極めて高頻度ですので、どれだけ予防策を講じていても、針刺し事故はゼロにはならないのが現実です。日本全体では、年間45〜60万件の針刺し事故が生じているという調査報告もあります。これは、就業する医師と看護師のうち、およそ2人に1人が毎年針刺し事故を経験している計算になります。針を扱うときには、それだけのリスクがあるという認識が大切です。

針刺し事故の調査報告によると、器材別では通常の中空針によるものが28％と最多で、次に翼状針によるものが21％で、この2つで全体の半数を占めています。

針刺し事故は、単純に負傷するという以上に、汚染した針を経由してHIV（ヒト免疫不全ウイルス）・HCV（C型肝炎ウイルス）・HBV（B型肝炎ウイルス）などの感染症にかかるリスクが問題となります。

✚ 針刺し事故の予防

まずは、手袋を代表としてスンダードプリコーションを徹底することが大切です。そもそも、医療スタッフの手に傷口があったりすれば、針刺しをしなくても感染するリスクがありますし、また、仮に針刺しが起きても、手袋の上からなら間接的になります。

そして、手技の際は、中空針の場合はリキャップしないこと、翼状針の場合は安全装置付きのものを使用することが推奨されます。

▼針刺し事故の防止（リキャップ）

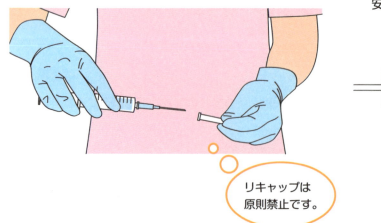

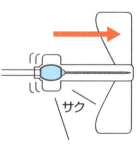

安全装置付きの翼状針

サク

リキャップは原則禁止です。

針刺し事故の対処

実際に事故が起きてしまった場合は、以下のように対応しましょう。

●まずは落ち着く

「どうしよう！」と動揺してしまう気持ちはわかりますが、混乱して焦ってしまうと、患者さんも不安になってしまいます。また、さらなる事故を引き起こしてしまう可能性もあります。

いったん起きてしまった事実は変えられないのですから、むしろ、落ち着いて冷静に次の行動に移りましょう。

●汚染体液の排除

混入している可能性がある体液（血液）を、なるべく早く体外に出します。
針刺し部分の周囲を圧迫して血液を絞り出し、石けんと大量の流水でよく洗い流します。針刺し事故で感染する確率はHIV 0.3％、HCV 3％、HBV 30％とされていて、**3のルール**と呼ばれています。

●責任者への報告

感染のリスクがあるのですから、自分だけで抱えるべき問題ではありません。状況が落ち着いたら、ただちに上司（セーフティマネージャー）へ報告しましょう。院内の医療安全マニュアルに従ってください。事故が起きた状況、患者さんの感染性、負傷した医療スタッフの予防抗体の有無なども含めて関係者全員で情報共有したうえで、今後の対応が決められます。

事後の治療方法としては、HIVなら抗HIV薬の内服、HBVなら抗HBsヒト免疫グロブリンの投与、また定期的な血液検査による観察などが行われます。

医療事故の対策

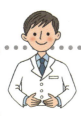

最後に、一般的な医療事故に関する知識を確認しておきましょう。

医療事故と予防・対策

　厚生労働省のリスクマネージメントスタンダードマニュアル作成委員会によると、医療事故は以下のように定義されています。

> 医療に関わる場所で、医療の全過程において発生するすべての人身事故で、以下の場合を含む。なお、医療従事者の過誤、過失の有無を問わない。
> ア 死亡、生命の危険、病状の悪化などの身体的被害および苦痛、不安などの精神的被害が生じた場合。
> イ 患者が廊下で転倒し、負傷した事例のように、医療行為とは直接関係しない場合。
> ウ 患者についてだけでなく、注射針の誤刺のように、医療従事者に被害が生じた場合。

　本書で扱ってきた注射・採血に関しても、これまでに挙げてきた合併症や事故以外にも、次のような様々な医療事故の可能性が挙げられます。

- 注射方法の間違い
- 薬剤の準備間違い
- 薬剤投与速度の間違い
- 患者誤認による投薬間違い
- 注射実施忘れ
- 薬剤の取り扱い方法の間違い

　これらの事故に対する予防と対策は、病院で用意されている院内安全対策指針に従うことが大切です。例えば、次のような具体的な試みがなされています。

- 安全管理体制の整備、指針作成
- ヒヤリ・ハット事例の報告とまとめ
- 院内報告制度の確立
- 職員研修の定期実施
- 医療安全管理者・部門の配置
- 患者からのアンケート収集、患者相談窓口の設置
- 病院同士の情報交換

ヒヤリ・ハット報告/インシデントレポート

ヒヤリ・ハットとは、重大な災害や事故には至らないものの、直結してもおかしくない一歩手前の事例の発見を指します。文字どおり「ひやりとした、ハッとした」事例のことです。

ハインリッヒの法則によると、「1件の重大事故の背景には29倍の軽度事故と、300倍のニアミスが存在する」とされています。

ヒヤリ・ハット報告は、こうした「結果としては事故に至らなかったが、潜在的な危険性を示唆する事例」を見過ごさずに集めることで、重大な災害や事故を予防するために行います。

▼ハインリッヒの法則

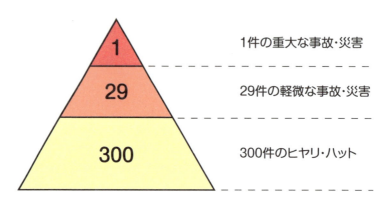

また、実際に医療事故が起きてしまった場合には**インシデントレポート**を作成します。

インシデントレポートは、決して事故を起こした罰ではありません。再発防止につなげるために事例を病院全体で共有するための貴重な財産です。起こった事実を隠そうとはせず、むしろ積極的にレポートの記載を奨励する土壌にしていくことが大切です。

意思疎通

医療事故が医療訴訟までに至る原因の多くが、医療スタッフと患者さん(＋家族)との間のコミュニケーション不足にあります。

患者さんやご家族は、十分な信頼関係が築けたと感じられる医療であれば、仮に失敗があったとしても、納得と許容をしてくれるものです。

あらゆる医療行為に関して、あらかじめ十分な説明を行うこと、そして医療行為の最中や事後に渡って十分な意思疎通を心がけることが、お互いの幸せのためにももっとも大切なことです。

あとがき

　長い間お付き合いいただきありがとうございました。
　いかがだったでしょうか。超基本的な内容から、比較的ハイレベルな内容まで、注射・採血に関連する事柄を幅広く扱ってきました。
　筆者自身、書籍という体裁にまとめるために調べ直しをした際に、初めて知った内容もいくつかありました。それだけ、皆さんにとっては、手厚く十分な内容になっているのではないかと思います。

　社会のために役立つ医療従事者とは、「正しい知識」と「正しいハート」を持つ者です。どちらか一方だけでは、優れた医療従事者とはいえません。
　本書で、「正しい知識」を習得していただき、さらに「正しいハート」の育成に少しでも役立つことができたなら幸いです。
　新人の方は、まだまだこれから覚えていかなければならないこと、体得していかなければならないこともあります。大変な経験をすることもあるでしょう。しかし、患者さんと自分自身の笑顔のために、是非継続して学びに励んでください。

索引

●あ行

アタラックスP	45,86
アドレナリン	48,84
アトロピン	49
アナフィラキシー	120
アナフィラキシーショック	53,72,120
アミオダロン	50
アミノグリコシド系	43
アレルギー	120
アンプル	62
維持液	41
医療事故	127
インサイト	22
インシデントレポート	128
インスリン	38
インスリン自己注射器	60
インフルエンザワクチン	73
ウイルス感染	53
ウッド（アレキサンダー・ウッド）	13
エピペン	15,78
オクトレオチド	86

●か行

開始液	41
化学療法	44
ガスケット	14
合併症	74,88,106
カテーテルチップ型	17
カテコールアミン	48
カテコラミン	48
カルシウム拮抗薬	55
カルバペネム系	43
感染防御	122
逆血	104
求心性線維	124
凝固系	116
筋拘縮症	76
筋肉組織	27
筋肉内注射	27,73,76,88,112
クラークの点	81
クロルヘキシジン	77
経口投与	12
ゲージ	19
血液ガス分析	34
血液型不適合輸血	53
血液検査	34
血液塗沫検査	34
血液培養検査	34
血管外漏出	106
血管迷走神経反射失神	124
血算	116
決勝分画製剤	51
血糖	116
降圧薬	55
高カロリー輸液	41
抗菌薬	42
抗腫瘍薬	44
抗精神病薬	46
向精神薬	47
抗生物質	43

●さ行

サーフロー	22
細菌感染	53
採血	12,34,110
サンドスタチン	86
ジェンナー（エドワード・ジェンナー）	37
持効型	39

自己注射器	15, 60
自然滴下	23
持続注入	90
四分三分法	81
尺側皮静脈	110
手指衛生	123
術後回復液	41
硝酸イソソルビド	55
消毒綿	112
静脈炎	106
静脈血	34
静脈採血	34
静脈注射	13
静脈内注射	28, 90
静脈留置針	22
静脈留置針の挿入	31
静脈ルート	28
静脈ルート確保	31
静脈路	28
ショートベベル	20
初回通過効果	12
ショット	28, 90
シリンジ	14, 16
シリンジ採血	116
シリンジポンプ	24
真空管採血	113, 116
神経血管損傷	121
新鮮凍結血漿	51
髄注	33
スーパーキャス	22
スタンダードプリコーション	122
ステロイド	54
スリップタイプ	16
生化学	116
脊髄腔内注射	33
脊髄麻酔	33
セフェム系	42
セレネース	46
速攻型	38

●た行

単槽バッグ製剤	94
中間型	39
中口型	16
注射	12, 14
注射器	13, 14
注射筒	16
注射針	18
中心静脈路	28
肘正中皮静脈	110
超速攻型	38
直針	18, 113
鎮静薬	45, 47
ツベルクリン反応	32
ディスポーザブル	14
低張電解質輸液	40
ディプリバン	46
デクスメデトミジン	46
点滴	31
点滴静脈内注射	30, 31, 90, 92, 97
橈側皮静脈	110
動脈採血	34
動脈内注射	33
ドパミン	49
ドブタミン	49

●な行

生ワクチン	36
難治性疼痛	121
ニコランジル	55
二次心肺蘇生法	50
二槽バッグ製剤	94
ニトログリセリン	55
ニフェカラント	50
ニューキノロン系	43
濃厚血小板	51
濃厚赤血球	51
ノルアドレナリン	48

●は行

項目	頁
バーミンガムワイヤーゲージ	19
バイアル	62,64
ハインリッヒの法則	128
バソプレシン	49
バックフロー	104
針刺し事故	125
パルス療法	54
ハロペリドール	46
皮下組織	25
皮下注射	13,25,26,58,67
ヒドロキシジン	45,86
皮内注射	32,58
皮膚	25
ヒヤリ・ハット	128
不活化ワクチン	36
プライミング	96
フラッシュ	23
プラパーズ（チャールズ・プラパーズ）	13
プランジャー	14
プレセデックス	46
フレンチ	20
プロポフォール	46
ペニシリン系	42
ベラパミル	55
ペン型自己注射器	60,78
ベンゾジアゼピン系	45,46
ホッホシュテッターの部位	81

●ま行

項目	頁
マクロライド系	43
末梢静脈路	28
迷走神経反射	124

●や行

項目	頁
薬液注入	90
薬物アレルギー	120
輸液	31,40
輸液ボトル	93

項目	頁
輸液ポンプ	23
輸血	51
輸血関連急性肺障害	53
輸血関連循環過負荷	53
輸血後移植片対宿主症	53
輸血後GVHD	53
輸血製剤	51
翼状針	18,113
横口型	16

●ら行

項目	頁
ラインド（フランシス・ラインド）	13
ラッタ（トーマス・A・ラッタ）	29
リスパダール	86
リスペリドン	86
リドカイン	50
利尿薬	55
留置針	21
リンゲル液	40
ルート留置	101
レギュラーベベル	20
ロックタイプ	16

●わ

項目	頁
ワクチン	36

●アルファベット

項目	頁
ACLS	50
Ad	48
d.i.v.	30
DOA	49
DOB	49
FFP	51
Fr	20
G	19
i.m.	27
i.v.	28
MAP	51
NA	48

PC	51
RB	20
RCC	51
s.c.	25
SB	20
TACO	53
TRALI	53

●数字・記号

0.9%生理食塩水	40
1号液	41
2号液	41
3回確認	114
3号液	41
3つのルール	126
3点固定法	117
4号液	41
5つのR	114
5%ブドウ糖液	41
βラクタム系	43
βラクタム系抗菌薬	43

【著者】
佐藤　智寛（さとう　ともひろ）
慶應義塾大学医学部卒業。現役で医師業をつとめるかたわら、「とらますく」名義でWeb講師として活動し、わかりやすく詳細な解説で全国の中高生に人気を博す。講師活動に限らず、ITを活用した教育・ヘルスケア関連サービスを幅広く手掛けている。

主な著書
『Dr.とらますくの採血＆静脈ルート 確保手技マスターノート』
ナツメ社、2017.3
『SOEL —Sentence-oriented English Learning』
ベレ出版、2017.6

【編集協力】
株式会社エディトリアルハウス
【本文イラスト】
まえだ　たつひこ
【本文キャラクター】
大羽　りゑ

看護の現場ですぐに役立つ
注射・採血のキホン

発行日	2017年11月 6日	第1版第1刷

著　者　佐藤　智寛

発行者　斉藤　和邦
発行所　株式会社 秀和システム
　　　　〒104-0045
　　　　東京都中央区築地2丁目1-17　陽光築地ビル4階
　　　　Tel 03-6264-3105（販売）Fax 03-6264-3094
印刷所　株式会社ウイル・コーポレーション
製本所　株式会社ジーブック

ISBN978-4-7980-5245-8 C3047

定価はカバーに表示してあります。
乱丁本・落丁本はお取りかえいたします。
本書に関するご質問については、ご質問の内容と住所、氏名、電話番号を明記のうえ、当社編集部宛FAXまたは書面にてお送りください。お電話によるご質問は受け付けておりませんのであらかじめご了承ください。